JN269755

みんなで考えよう！

ニッポンの医療

市民公開講座　ライブレポート

社団法人　臨床心臓病学教育研究会　編

インターメディカ

この本の講演者・回答者一覧（敬称略）

【監　修】

髙階　經和　たかしな・つねかず　社団法人臨床心臓病学教育研究会（ジェックス）会長

【講　演】（掲載順）

大北　昭　おおきた・あきら　大阪府医師会副会長
大谷　晃一　おおたに・こういち　作家、帝塚山学院大学前学長・名誉教授
三谷　一裕　みたに・かずひろ　医療法人三裕会三谷医院院長
梶田　和子　かじた・かずこ　前淀川キリスト教病院看護部長
辻本　好子　つじもと・よしこ　NPO法人ささえあい医療人権センターCOML理事長
中野　次郎　なかの・じろう　神戸大学医学部講師、医療法人仙養会北摂総合病院理事
木野　昌也　きの・まさや　社団法人臨床心臓病学教育研究会副会長、医療法人仙養会北摂総合病院院長

【回　答】（五十音順）

梅田　幸久　うめだ・ゆきひさ　関西医科大学第二内科講師、ジェックス理事
岡田　圭司　おかだ・けいじ　高槻赤十字病院緩和ケア病棟長
加納　康至　かのう・やすし　加納内科院長、ジェックス理事
河村　剛史　かわむら・つよし　兵庫県立健康センター所長、ジェックス理事
木戸　友幸　きど・ともゆき　木戸医院副院長、ジェックス副会長
木下佳代子　きのした・かよこ　社団法人奈良県看護協会事業理事、ジェックス理事
木野　昌也　きの・まさや　医療法人仙養会北摂総合病院院長、ジェックス副会長
斎藤　隆晴　さいとう・たかはる　関西電力病院総合内科科長、ジェックス理事
杉山　乙矢　すぎやま・おとや　医療法人仙養会北摂総合病院医事課長
鈴木　利一　すずき・としかず　田辺製薬株式会社医薬営業本部医学情報部部長
髙階　經和　たかしな・つねかず　髙階国際クリニック院長、ジェックス会長
中尾　正俊　なかお・まさとし　医療法人中尾医院理事長、ジェックス副会長
永治　幸子　ながち・ゆきこ　医療法人仙養会北摂総合病院地域医療連携室長
中野　次郎　なかの・じろう　医療法人仙養会北摂総合病院理事、ジェックス理事
日比野俊彦　ひびの・としひこ　住友製薬株式会社取締役、ジェックス理事
古林　祐子　ふるばやし・ゆうこ　精神科医

はじめに

社団法人臨床心臓病学教育研究会　会長　**髙階 經和**

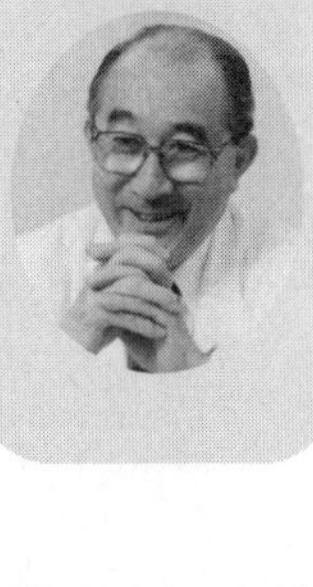

わが国は過去半世紀にわたって政治、学術、経済、科学、文化、国際化など、あらゆる分野において、長足の進歩を遂げてきました。医学もその例外ではありません。社会保険制度が導入されて以来、長い年月が経っていますが、生活水準の向上とともに国民平均年齢も伸び、世界一の長寿国となりました。そして、高齢化社会における医療の姿も大きく変わってきました。

臨床医学における診断や治療技術は、高度技術の導入によって一段と加速され、日常生活の向上に伴い物価も上昇するとともに、医療費も高騰を続けています。その一方では、誤診や医療ミスなど、一連の医療事故が表面化し、国民の医療に対する不信感を募らせています。いったい、どこに問題があるのでしょうか?

我々が医療問題を議論する前に、わが国の医師を育成する教育システムに問題があることを忘れてはならないと、指摘する向きがあります。確かに国民の生命を守るべき医師の職業につく人間は、いつも自分が社会人の一人であるという認識をもち、社会のために医療を通して貢献するという姿勢をもつことが何よりも大切です。

ここで、私がかつて経験したエピソードをご紹介しましょう。一九五八年から一九六二年まで、私はアメリカのチュレーン大学に留学しましたが、二年目の秋、私の病棟に現れた、大柄で素晴らしい体格のドクターがいました。「私の名前は〝チャーリー〟、チャーリー・ブラウンです」と挨拶をしたのです。私も挨拶を交わしたのですが、チャーリー・ブラウンといえば、頭に浮かぶのは、スヌーピーの漫画に出てくる主人公の顔でしかありません。ところが、目の前にいるのは、そのチャーリーとは似ても似つかぬハンサムな青年でした。それに驚いたことは、ドクターはもちろん、ナース、そして患者さんも、みなこのドクターのことを知っていたのです。

知らないのは、私一人でした。そこで同僚のドクターに「チャーリー・ブラウンとはいったい誰なんだい?」と聞きました。するとその友人は笑いながら「ドクター・タカシナ、知らなかったのですか? 彼は元ニューヨーク・ヤンキースの名三塁手だったんですよ」と答えが返ってきました。道理で誰もが彼のことを知っていたわけです。知らなかったのは、当時、アメリカの大リーグのことに詳しくなかった、外国人の私一人だったのです。

それから彼と一緒に一年間、病棟に勤務しましたが、実に優しく紳士的な態度で、すべての患者さんやスタッフに接している姿を見て、素晴らしいドクターだと思いました。後に彼は血液病学の専門家として活躍するようになりました。彼のニューヨーク・ヤンキース時代に鍛えられたスポーツマン精神が、ドクターになってからも見事に生かされていることを知り、彼と過ごした一年間の思い出は私にとって、実にさわやかな記憶として頭に残っています。

このように医学部に進む前に、立派な社会人として活躍した人が、自らの天職として医師の道を選んだということは、私にとって驚きでした。このチャーリー・ブラウンのように、スポーツマンが医師になるということはまず日本では考えられないことです。日本のプロ選手が、何人医師になれるでしょう。

医療者はいつも幅広い常識と、教養に裏打ちされた倫理観をもち、患者さんの生命の尊厳を守り、総合科学的な判断力を持ち合わせなければならないと思います。現在の医学部進学コースは、果たしてそういった人材を医師として入学させているのでしょうか？　日本の医学部への入学資格は、四年制の大学卒業者である学士だけに、限られるべきではないかと思います。

初めにも述べましたが、わが国はあらゆる面で国際化が進んでいます。そのため、医療者は自らが国際社会における一員であると自覚し、行動することが大切でありましょう。そして、こういった理念のもとに、医師が常識的な判断を下し、社会に対して貢献することが求められているのです。

この『みんなで考えよう！　ニッポンの医療』は、平成十五年七月十三日、大阪市立中央公会堂で開催された、当社団法人主催の夏季セミナーを収録したものです。前半部は講演として、①「日本の医療の現実とは」（大阪府医師会副会長の大北昭先生）、②「市民の立場から見た日本の医療」（ベストセラー「大阪学」の著者として有名な作家で、前帝塚山学院大学学長の大谷晃一先生）、③「医療保険　民営化されたらどうなる？」（大阪府吹田市三谷医院院長の三谷一裕先生）、④「看護師の立場から医療現場に期待する」（前淀川キリスト教病院看護部長の梶田和子さん）、⑤「患者中心の開かれた医療を実現しよう」（NPO法人ささえあい医療人権センターCOML理事長の辻本好子さん）、⑥「こんなに違う　日米の医学教育」（最近、出版されたベストセラー「誤診列島」で一躍有名になられた元オクラホマ大学医学部教授で、神戸大学医学部講師、北摂総合病院理事、当社団法人の理事である中野次郎先生）、⑦「これからどうなる？　日本の医療」（北摂総合病院院長、当社団法人副会長の木野昌也先生）、など各氏の講演内容をまとめました。

どうすればニッポンの医療をよくすることができるのかは、誰もが考えている問題です。皆様もこの本をお読みになりながら、どうすればニッポンの医療をよくすることができるのかを一緒に考えてみましょう。

二〇〇四年　春

市民公開講座 ライブレポート

みんなで考えよう！ ニッポンの医療

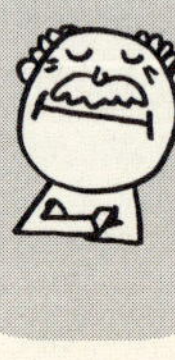

ニッポンの医療Q&A

なぜ？　なに？　どうして？

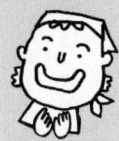

市民公開講座　ライブレポート

みんなで考えよう！

ニッポンの医療

日本の医療の現実とは

大阪府医師会副会長
大北　昭・おおきた　あきら

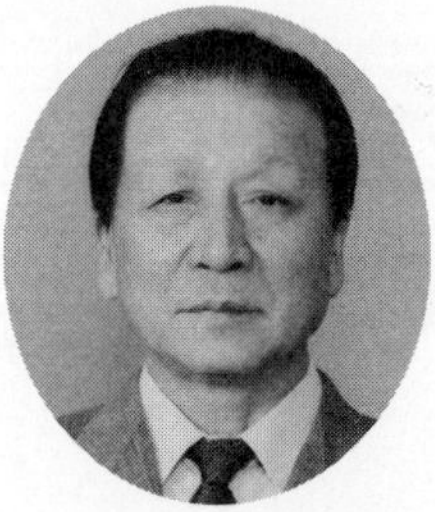

一九三七年生まれ。一九六二年大阪市立大学医学部卒業後、医療法人敬仁会今里胃腸病院、大阪市立大学第一外科、千本病院外科部長を経て、一九七五年大北外科病院（現・大北クリニック）開設。大阪府医師会理事を経て二〇〇一年八月より現職。二〇〇二年四月より大阪府病院協会・大阪府私立病院協会顧問。

長引く経済不況と高騰する医療費によって、日本の医療保険制度の財政が悪化の一途をたどっていることは、皆さんよくご存じのことと思います。しかし一方では、日本の医療水準は世界的に極めて高いという評価を受けているのもまた事実です。今、日本の医療はどうなっているのでしょうか？　私からは、日本医療の現実と将来についてお話しいたします。

低い医療費と、最高の医療水準

皆さん方が病気やケガをしたとき、健康保険証を持っていけば一定割合の自己負担で医療機関を受診できる医療保険制度は、昭和三八年からスタートしました。それから約四〇年間にわたり、日本の医療は「いつでも・どこでも・だれでも」の国民皆保険制度の下に、すべての国民が公平に医療の恩恵を受けられる制度として運営されてきました。一部自己負担があるとはいえ、かなりしっかりした保険制度で守られてきたといえるでしょう。

その結果、日本人の平均寿命は男性七八・六歳、女性八五・六歳と世界一の長寿国になり、また乳幼児の死亡率も世界で最も低いという成果を残しております。WHO(世界保健機関)によれば、日本の医療費は他の医療先進国に比べ非常に低く、かつその中で最高の医療水準を保持していると高く評価されています。ただし、各国の医療水準はその国の政治構造や経済力、文化度、宗教観などによって異なるため、WHOの評価を手放しで受け止めるわけにはいきません。

ご存じのように十数年前のバブル崩壊以来、税収不足や国家経済の困窮、国民の平均年収の低下や失業率増加などによる経済不況が長引き、わが国の医療保険財政はかってないほど悪化しております。そこで高騰する医療費支出を抑制するために、医療制度の抜本改革が唱えられるようになりました。

データが示す日本の医療水準

世界各国と比較して、日本の医療の特徴を統計の面から述べますと、最もよく指摘されるのは人口一〇〇〇人当たりのベッド数が、他国に比べて非常に多いことです。これは「社会的入院」がかなり関係しているものと思われます。社会的入院とは病気やケガが治っても自宅で療養できない、あるいは身寄り家族がいないなどの理由で行き場のない人たちを、やむなく病院に収容することです。ベッド数が多いのはこうした理由によるものです。また、ベッド数が多ければ平均在院日数も非常に長くなる傾向にあります。

もう一つは、ベッド数一〇〇床当たりの医師の数が、アメリカと比べて極端に少ないことです。看護師の数も、アメリカは一〇〇床当たり二百数十人という数字なのに対し、日本はその約四分の一以下です。そのため、一見立派な公的病院であっても、五〇床単位のベッドしかない病院では、夜間に勤務している看護師さんはせいぜい三人です。そこに重症患者さんが何人か入れば、非常に大変なことになるのは当然なわけで、さまざまな医療事故はこうした忙しすぎる現状がもたらしたものといえるでしょう。

そして、外来の受診率も極めて高くなっています。受診率とは、人口当たりどのくらいの割合で病気やケガになったときに受診しているかというデータですが、欧米に比べて日本は約三倍以上の高さです。つまり、日本人は何かあればすぐに医療機関を受診することができるわけで、ある意味とても大きなメリットです。

例えばアメリカは受診率が極めて低い国で、総人口二億数千万人のうち、おそらく数千万単位の人が無保険です。つまり、無保険なので医師にかかりたくてもかかれない人々が非常に多いのです。クリントン政権のころ、アメリカでも全国民が保険医療を受けられるような努力がなされたのですが、経済的・政治的な問題でいまだに実現しておりません。

高度先進医療が抱える問題点

「高度先進医療」という言葉をご存じかと思いますが、ひとくちに先進医療といっても、その内容は非常に多岐にわたります。まず一つは移植医療です。例えば脳死からの肝臓移植や心臓移植、あるいは生きた人体からいただく肺移植や腎臓移植などがそうです。

また、内視鏡を用いる特殊な手術が何例も行われるようになっています。内視鏡で小さな穴を開けるだけで腫瘍を摘出したり、病気になった肝臓の一部を切除したりする手術です。そして経皮的な治療技術ということで、レーザーを使った血管形成術や、肝臓癌に対する高周波の焼灼療法等々も行われるようになりました。

さらに、医療機器も進歩しています。ＣＴやＭＲＩを利用してさまざまな特殊検査や手術ができるようになりました。また、放射線療法においても単純なレントゲンにかぎらず、直接加速器によって頭部や体の定位置に対して放射線治療ができ、かつ副作用も少なくできますし、悪性腫瘍に対する粒子線治療も積極的に行われています。そして今後は、ＤＮＡや遺伝子情報を利用した新しい診断、治療技術が進んでいくことでしょう。

では、こうした高度先進医療をどれだけ医療保険に取り込めるのでしょうか？　例えば赤ちゃんへの心臓移植をアメリカなど手術可能な国々で行うとすれば、五〇〇〇～六〇〇〇万円という費用がかかります。ですが、もし移植のチャンスさえあれば、日本では二〇〇～三〇〇万円の個人負担で手術を受けられるのです。なぜかといいますと、どんな最先端の治療であれ、ある程度安全性が認められて症例数も増えてくれば保険適用となりうるからです。

ですが、患者さんやご家族の費用負担が極めて重いのにもかかわらず、臓器移植は日本でできるチャンスはそう多くはありません。なぜなら、脳死した方から心臓や肺・肝臓等を摘出して移植するには、法律的に厳しい制約が多いのです。また、家族の同意だけでなく臓器を提供する本人がきちんと意思表示しないと医療機関は移植手術を行えませんし、十五歳未満の方は臓器提供が認められておりません。このように、移植手術そのものは日本の医療技術で十分まかなえるのですが、法律上の問題が少なからずあって積極的に行われていないというのが現状なのです。

日本の医療費は「高い」!?

今から約十数年前の平成三年、医療費の総額は約二二兆円で、そのうち約三〇%が六五歳以上の人の老人医療費で占められていました。現在、医療費の総額は約三一兆円ですから、年間一兆円ずつ増えている計算になります。また六五歳以下の人の医療費はほとんど変わらず、やはり老人医療費の増加が目立ちます。

平成十二年度からは、老人医療費抑制のために「介護保険」が導入されました。これは、それまで主に医療保険で負担していた介護費用を別枠の保険制度でまかなおうという制度です。現在は介護保険で二兆数千億円を負担しているため、その分だけ医療費は一部下がっています。ですが、医療保険と介護保険の合計額は少し増加しています。つまり、高齢者医療や介護にかかる費用は決して減っていないのです。

では、はたして日本の医療費は「高い」のでしょうか? アメリカとの比較で考えてみましょう。国内総生産のうち医療費が占める割合は、アメリカが約十三%、日本は約七・四%前後です。また一人当たりの医療費は、アメリカが約五四~五五万円、日本は約二九万円となります。

ただし、こうした数字の比較だけで単純に判断することはできません。お互いに医療保険の仕組みがまったく異なりますし、まだまだ若年層が多いアメリカと比べ日本は高齢社会が進行していますから、近い将来、この数字が逆転することは十分予想されます。

医療保険制度の主な仕組み

医療保険制度の下では、皆さんへの医療提供は保険診療という形で行われますが、これは主に現物給付です。現物給付とは、患者さんが受診してかかった費用を一部自己負担（原則三割）すれば、残りの分は保険者（健保組合など）や国が負担する仕組みです。その他、例えば個室に入院したときの個室料や、前述した高度先進医療の一部は「特定療養費」扱いとなり、さらに特定療養費分を自己負担します。

基本的に、保険診療以外の自由診療は日本では原則禁止です（美容整形、正常な出産、自費の歯科治療など一部は除きます）。最近は、保険診療と自由診療を組み合わせた「混合診療」を取り入れようとする考え方もあるのですが、患者さんやご家族の費用負担は確実に増えますので、導入は慎重に行うべきでしょう。

また医療機関への医療費支払いの計算方式は、原則は出来高払いですが、現在は包括払いになっています。これは健康保険・国民健康保険など、あらゆる医療保険制度にかかわらず、すべて同額の診療報酬で支払うという計算方式です。

転換期を迎えた医療制度

厚生労働省でも盛んにいわれていることですが、今は医療を取り巻く環境が非常に変化してきております。少子化の進行、長引く経済不況、医療技術の進歩、医療への国民意識の向上などがそれです。いわば、医療制度自体が大きな転換期にさしかかっていると認識しています。

また、医療保険のシステムを改革するだけでなく、それぞれの国民一人ひとりが健康増進と疾病予防を心がけてもらうことも大切です。二〇〇三年五月、健やかな生活を送るためにということで健康増進法という法律が施行されました。一般の皆さん方に栄養・食生活、タバコ対策、アルコール対策、心の健康づくりなどを考えていただき、生活習慣病になるのを防ごうという目的の法律です。例えば高血圧症や糖尿病などの生活習慣病は、文字どおり日頃の生活習慣によって起こりうる病気ですから、皆さん一人ひとりの努力が欠かせないわけです。

さらに医療経済の面からいえば、診療報酬体系も改革していくべきです。診療報酬は二〇〇二年四月時点で、ほぼ二・七%引き下げられております。そうした中、現行のコスト計算で医療機関の運営を本当にやっていけるのかどうか？　そうした点を見直していきたいと思います。

医療制度を考えるうえで大きな課題となっているのは、やはり高齢社会の進行でしょう。日本の全人口に占める六五歳以上の高齢者の割合を見ると、現在は約十七〜十八%です。この数字は、おそらく二〇二五年には二七・四%まで増えてくると予測されています。そしてそれをピークに、以降はどんどん減っていくという過程が推計されています。高齢者が増えるということは、当然ながら受診率が上がって医療費が増えていくわけです。こうした事態への早急な対応が必要なのはいうまでもありません。

国民皆保険制度を安定的に持続させていくためには、給付と負担のバランスを見直したり、伸び続ける老人医療費をどのように適正化するかを考えるべきでしょう。そのために政府は、現在の保険制度以外のまったく新しい高齢者医療制度を別枠で創設すべく検討しているところです。

これからの医療はどうあるべきか?

では、これからの医療制度はどうあるべきなのか、私の考えを説明いたしましょう。

まず、人口当たりのベッド数が多すぎるので平均在院日数が長くなり、その分だけ医療費がかかるという問題については、国の地域医療計画の中で抑制策がとられるようになっています。

そして、医療機関の機能分化をもっと推進することも必要です。診療所、中小病院、大病院、特別病院などさまざまな規模の医療機関が、患者さんに提供する医療の範囲を明確に役割分担できれば、それは効率のよい医療に結びつきます。また、患者さんやそのご家族に安心していただくという意味で、これからの医療機関にはよりよい医療サービスを提供するための競争も必要になってくることでしょう。その一方で、診療報酬が引き下げられる中、医療機関とりわけ病院・診療所がきちんと運営していけるよう、経済的な公的支援も必要だと考えます。

今までの日本の医療は、極端にいえば「診療する側が与える医療」でした。これからは診断や治療法の内容、さらに医療機関ができること・できないことをきちんと情報公開することが大切でしょう。そして、インフォームド・コンセントに基づいた十分な説明を行い、同じ治療でもやり方がいくつもあるのなら、患者さんやご家族がベストな治療を選べるような医療が理想であると思っております。

医療の質、つまり「質の高い効率的な医療」はこれから必ず問われる課題となっていきます。医療技術の向上、医療機関の機能分化、医療保険制度の改革などクリアすべきハードルは多いです。しかし、点滴の誤りや患者さんの取り違え、診断遅延などといったさまざまな医療事故が起こらないようにするためにも、医療の質を改善していきたいと考えています。もちろんその実現には、法律的な問題などの基盤整備は必要になるでしょうが、ぜひ実現したいものです。

それともう一つ、SARSのようにまったくこれまで経験のない、海外から入ってくる新しい感染症の問題がもっと出てくる恐れがあります。また、インフルエンザはほぼ二年に一回は大流行しますし、生物テロの可能性もあります。あるいは結核、エイズ、肝炎など、従来の感染症に対してどう闘っていくかということも、これからの医療の中で問われてくると思います。

医師の立場からいろいろ述べてまいりましたが、最終的な目標は皆さん一人ひとりが健康づくりに取り組んでいただき、疾病予防を進めていただくことにあるということを強調して、結びの言葉にいたします。

※大阪府が実施する医療相談について…各科の専門医が、電話と面談により健康や医療全般にわたる相談に応じています。
●大阪府医師会　☎〇六－六七六三－七〇〇七…毎月第一金曜日、十四時～十五時三〇分（祝日・年末年始を除く）
●大阪府庁総合府民相談室　☎〇六－六九四一－〇三五一（内線五〇〇九）…月～金曜日、九時～十二時、十三時～十七時三〇分（祝日・年末年始を除く）

市民の立場から見た日本の医療

作家、帝塚山学院大学前学長・名誉教授

大谷 晃一・おおたに こういち

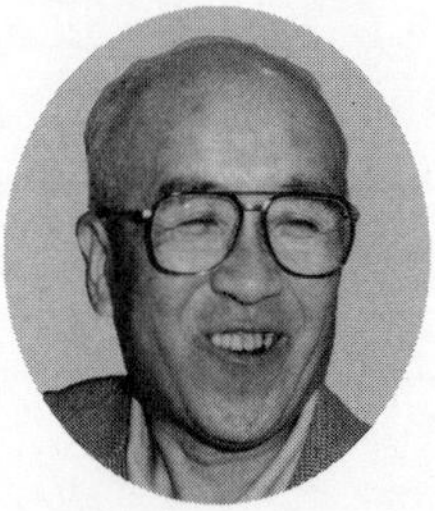

一九二三年生まれ。関西学院大学卒業。朝日新聞大阪本社編集委員を経て、一九七九年帝塚山学院大学教授、一九九七年～二〇〇一年まで同大学長。専門は伝記文学、歴史小説、近代日本文学研究。一九七一年日本エッセイストクラブ賞受賞、一九八九年大阪芸術賞受賞。著書は、ベストセラーとなった「大阪学」「続大阪学」など計三七冊。

私たちが医療の恩恵を正しく受けるには、普段からどのようなことを心がけるべきなのでしょうか？　「市民の立場から見た日本の医療」という大きいテーマをいただきましたが、私個人の患者体験をかいつまんでお話ししながら、皆さんといっしょに考えていきたいと思います。

後悔を残さず死ぬのが理想

当たり前の話ですが、私たちは、いつかは必ず死を迎えます。誰もが死亡率一〇〇%で、死を免れることは絶対にできません。そこで私は、せめて後悔を残さないで死んでいきたいと考えるようになりました。死ぬ病気になったときに、こうすればよかったとか、ああすればよかったなどと悔やまないようにしたいと思ったわけです。やるべきことに全力を尽くしたのだからと、安らかに息を引き取ることが私の理想です。

安らかに息を引き取るには、どうしたらよいでしょうか？　問題は、悔いの残るような病気にかからないということです。そして、そのためには医療機関、つまりお医者さんに頼るよりありません。若いときは別として、五〇歳を越すとさまざまな病気の影がちらつくようになり、六〇歳から七〇歳を過ぎますと状況はいっそう厳しくなってきます。

さて、私自身の病気との闘いは、満四九歳から始まりました。当時私は朝日新聞社に勤めておりましたが、四九歳になった年の二月、会社が当年五〇歳になる者を対象に人間ドックを一回だけ強制受診させたことがありました。そのとき日帰りドックを受けたのが始まりです。これを機会に、翌年から年一回の人間ドック利用を続けていくことになりました。

朝日新聞から帝塚山学院大学に移った後も、人間ドック受診は続きました。結果は長らく異常なしでしたが、六六歳で大腸ポリープが発見されたため、淀川キリスト教病院に入院して切除しました。検査が一度ですんで便利なので、その翌年から、淀川キリスト教病院の一泊二日人間ドックを受診することに決め、途中からは夫婦で受診するようになりました。

人間ドック歴は三〇年

私は今年七九歳。人間ドック歴は三〇年に達するでしょうか。人間ドックのいちばんの目的は癌の早期発見だと思いますので、肺ヘリカルCT、胃カメラ、前立腺検査などのオプション検査は全部受けるようにしています。人間ドックが一〇〇%完璧で、かつ病気が完全に発見されるとまでは思いませんが、現状ではできるかぎり備えておくつもりで受診しております。

さて、七〇歳を過ぎますといろいろな所見が出てまいります。これをかかりつけのお医者さんに相談して処置していただくわけですが、患者側もかかるお医者さんのこともよく考える必要があります。

私個人の例をいうと、六四歳で胸に重さを感じて、本セミナー主宰の髙階先生に診ていただき、月一回欠かさず通っております。また、六五歳のときに、淀川キリスト教病院の白方先生により、微小脳梗塞が発見されました。以後は年一回のＭＲＩ検査で先生の診断を受けています。両先生には七九歳の現在もお世話になり続けております。

日本人の三大死因は「①心臓病、②脳血管疾患、③癌」だそうですが、このうち①と②については万全の体制をとっているといえるでしょう。両先生はそれぞれの病気の権威者ですので、私は全幅の信頼を寄せております。これでもダメならもう仕方ないというくらいの気持ちです。

「信用できるお医者さん」とはどんな人？

いざというときに深夜でも駆けつけて処置していただけるよう、近隣にホームドクターを持つことはとても大切なことです。胃腸科、眼科、泌尿器科、耳鼻咽喉科、皮膚科、歯科など、あらゆる分野の専門医のネットワークを持つのが理想的です。私の場合、自宅のある伊丹市から阪急の梅田近辺にかけて信用できるお医者さんを見つけ、自分なりのホームドクター・ネットワークをつくっています。

ところで、「信用できるお医者さん」とはどういう人でしょうか？　私なりの基準でいうと、まずは「病気に関する説明が論理的かつ明快で、素人の患者でもよくわかること」、そして「医師として判断したことに自信を持っておられること」、最後に「患者の心理をよく知っておられ、心配りがあること」です。つまり人間的に何でも相談できる方でなければならない、そう思うのです。

そして次に、「何か大きな病気の疑いがあれば、手配して設備の整った大病院に転院させる」ことです。信用ある大病院と連携しておられるホームドクターほど、患者にとって心強いものはありません。これらのことは、実際に三回お会いすればほとんど明らかになってきます。皆さんが普段かかっているお医者さんはいかがでしょう？

一方、患者の側からも、自分がかかっているお医者さんのことをよく知ることも大切です。診断を受けて治療上の注意を与えられたのなら、それを忠実に守るべきですし、処方された薬はきちんと用法に従って飲むべきでしょう。

患者側も努力しよう

再び個人的なお話になりますが、私は酒とタバコはもともとやりません。また胃潰瘍になったことがあるので、カレーやワサビなどの刺激物は一切口にしないようにしています。カレーは好物ですし握り寿司からワサビを抜くことは辛いのですが、仕方がありません。

六〇歳を過ぎてからは、油ものをできるだけ摂らないよう心がけております。天ぷらも辛抱です。さらに糖尿病予備軍であることが判明したため、甘いものも控えております。食事もなるべく少食にしています。ここ一年で、体重も六八kgから六四kgまで減らしました。自動車や自転車にはなるべく乗らず、散歩して一日六〇〇〇歩以上は歩くことにしています。さらに一回四五分・朝晩二回体操して、常に運動を欠かさないような生活を送っております。

このように、強い意思をもって節制した生活を続けている理由は、お医者さんの言うことを守り、できるかぎり備えておくという考えに基づいています。おかげ様で、あるお医者さんからは「患者の模範生」と言われるほどです。

ここまでのお話で、皆さんの中には「そこまでするの?」と思う方もおられることでしょう。ですが、医療を利用してその恩恵を受けるためには、患者側にもそれなりの努力が必要です。ただ漫然と、その場かぎりで受診すべきではないと考えます。きちんと自覚を持つようになれば、信頼できるお医者さんを見つけ親しくなることは決して難しくはないはずです。

待たされることは最大の苦痛

ここで、日本の医療に対する私の意見をいくつか申し上げます。やはり医療ミスをなくすのが最優先事項です。お医者さんも看護師さんも、一つひとつの仕事に細心の注意を払っていただきたい。ですが、もし不幸にしてミスが起こったときは、隠したりごまかすことはやめてほしい。これは私の切なるお願いであります。何事にも全力を尽くし、後悔のない仕事をしていただきたいと思います。

私の場合、いろいろ親しくしていただいていることもあり、お医者さんや看護師さんの患者に対する応対はとても良好に感じています。以前に比べ、お医者さんをはじめ医療に携わる方々には、親切丁寧な方が増えているように思います。また、薬の知識は、服用の際に説明書をよく読むようにしておりますので、大いに納得できるようになりました。また、院外薬局もおおむね親切丁寧で満足しております。

ですが、一人の患者として医療に対して感じる最大の不満は、やはり「待たされること」。たとえ事前に予約していても、一時間待ちなどしょっちゅうです。ひどいときは二時間を超えることもあります。さらに診察待ちのみならず、受付待ち、健康保険証チェック待ち、診療終了後は書類渡し待ち、計算待ち、薬待ち……とくるわけです。私は最高三時間を費やしたことがあります。

医療機関側には、この待ち時間を少なくなるように工夫し、努力してもらいたいものです。ですが、別の言い方をすれば、丁寧で親切なお医者さんほど一人の患者に時間をかけ、結果として次の患者を待たせているケースも考えられます。一概に決めつけることはできないのですが、やはり何とか改善していただきたいと思います。

また、医療費については、高齢者といえども相応の自己負担があってもよいのではないでしょうか？　「ほとんどタダ」というのは逆に医療の尊厳を壊すように思います。ただし、毎年のように医療保険の仕組みがコロコロ変わるのにはちょっと閉口気味ですが。なお、私はまだ収入があるので二割負担です。

私が医師にお願いしたいこと

最後に、お医者さんにぜひお願いしたいことがございます。それは、お医者さんの立場からは大したことではなくとも、患者の側はとても不安に思っているということです。例えば以前、お医者さんの処方箋の書き間違いが発見されたことがありました。その際、書き間違いとわかるまで非常に心配したことを覚えております。そうしたことが重なれば、お医者さんが本当のことを言っているのかどうかさえ疑うようになり、ひいては医療不信につながることもありうるのです。

お医者さんは日々忙しく、かつ気分や具合のすぐれないことも多々あることでしょう。ですが、医療の専門家の何げない一言が患者を大きく傷つけるものですから、慎重に気配りをして、思いやりを持って接していただきたいと願っております。

残念ながら、患者と医師が対等の立場になることはありえないと思います。それでも重ねてお願いしたいのは、「患者の訴えることをよく聞き、柔軟な性格の人であってほしい。自己の考えに頑固にとらわれず、素直で明るいコミュニケーションの能力を持ってほしい」ということに尽きます。どうか豊かな人間性を備えた医師になっていただきたい。それが、私の日本の医療に対するささやかな要望です。

医療保険　民営化されたらどうなる？

医療法人三裕会三谷医院院長
三谷一裕《みたに　かずひろ》・

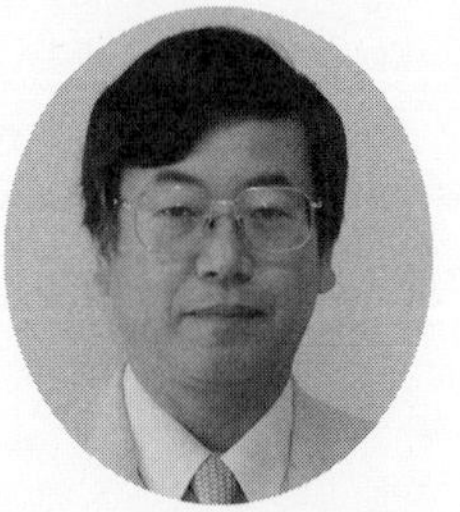

一九五一年生まれ。一九七六年川崎医科大学卒業後、ミネソタ大学医学部留学。川崎医科大学内科学講師、三谷医院副院長を経て一九九三年七月より現職。日本内科学会認定内科専門医、日本循環器学会認定循環器専門医、吹田市医師会理事。社団法人臨床心臓病学教育研究会評議員。医療制度改革、医療費抑制に関する数々の提言を行う。

今、医療保険制度の抜本改革の一つとして「医療保険の民営化」が盛んに取り上げられております。では、私たちの健康を守る医療保険が、国・政府といった公的機関ではなく民間企業によって運営されるとしたら、それはどのような制度になるのでしょう?　日本とアメリカの医療制度を比較しながら、お話しいたします。

医療保険制度はなぜ必要か？

医療制度の抜本改革の一つとして、保険制度の民営化が取り上げられています。民営化というのは、株式会社などの民間企業が医療保険を運営するということなのですが、現実には、アメリカではすでに医療保険は民営化されています。ですから、「日本で医療保険が民営化されればどのようなことになるか」ということは、アメリカで現実に起きていることを説明すれば理解していただけるだろうと思います。

さて、本題に入る前に、医療保険制度を理解するために絶対に知っていなくてはならないことが二つあります。

一つ目は、「医療保険制度はなぜ必要か」ということです。医療保険制度が存在しなかったころ、経済的理由で医療を受けることが難しい方というのは珍しくありませんでした。例えば、「姥捨て山」で象徴される高齢者がそうでした。その他、所得の低い方、病気がちな方、突然高額の医療費が必要となった方なども、経済的理由で適切な医療が受けられないことがありました。その人たちを放っておく訳にはいきません。医療保険制度は、そのような人たちを救うために生まれたのだと私は理解しております。

二つ目は、医療保険加入者には二つのタイプがあるということです。一つは「使う医療費の方が支払う保険料よりも多い人」です。病気がちな人はこちらに属します。もう一つは「支払う保険料の方が使う医療費よりも多い人」で、健康な人はこちらに属します。当然、支払う医療費の方が多い人が増えてくると、医療保険の財政は苦しくなります。逆に、支払う保険料の方が多い人が増えれば、医療保険の財政は楽になっていきます。

「サクランボ摘み」と「ババ抜き」

では、医療保険制度を民営化すればどのようなことが起きるでしょうか? いうまでもなく、民間企業は利益を上げなければなりません。利益を上げることができない民間企業は倒産してしまいます。ですから、医療保険制度を民営化するということは、利益を上げるために民間企業がどうしているかを考えれば想像がつくことになります。

まず、「支払う保険料の方が使う医療費よりも多い人」たちに対しては、民間の保険会社は手を尽くして医療保険に加入させようとするでしょう。この人たちが加入すれば、確実に保険会社の収益が高まるわけですから、このような現象が起きることは必然です。実際に、アメリカの民間保険会社ではそうした人たちの獲得合戦が大変盛んで、そのような現象に対して「チェリーピッキング（サクランボ摘み）」という名前もつけられています。

一方、「使う医療費の方が支払う保険料よりも多い人」たちはどうなるでしょうか？　医療保険の経営上は、この人たちを多く抱えるほど赤字が膨らむわけですから、民間の医療保険会社は手を尽くして追い出しにかかることになるでしょう。それは、トランプの「ババ抜きゲーム」に似ています。

皆さんもババ抜きゲームをされたことがあると思いますが、自分の手札にババが来たときにどのようなことを思われるでしょうか？　「どうやって次の人にババを持って行ってもらおうか……。」ババを追い出さないかぎりゲームでは勝てません。保険会社もこの人たちを追い出さないと経営が苦しくなるわけですから、私はこのような人たちを追い出すことを「ババ抜き」と呼んでいます。なお、誤解のないようお断りしておきますが、「ババ抜き」のババは高齢者のことではありません。ジョーカーのことです。

図1でいえば、使う医療費の少ない二〇～五九歳の方々が「サクランボ摘み」の対

象ということになります。特に二〇代の人は、一年で一人当たり約六万九〇〇〇円しか医療費を使わないわけですから、たとえ保険料を七万円にしても黒字が出ます。誰が考えても、この人たちをどのようにして「サクランボ摘み」するかということが、保険会社を経営するうえでの最大のポイントになることは明らかでしょう。

一方、五五歳の人もその時点では保険会社の黒字に寄与するわけですが、まもなく「ババ抜き層」に移っていくことになりますので、保険会社としてはあまり加入を勧めないはずです。そして、六〇歳以上の人たちに対しては、加入してもらうと経営が悪化するわけ

年齢階級別1人当たり医療費、自己負担額および保険料の比較（年額）

上のグラフ（実際に使った医療費）よりも下のグラフ（支払った保険料）の方が多い人たちが、保険財政を支えていることになる。年齢別に見て20〜59歳に集中している（厚生労働省、98年度実績に基づく推計値より）。

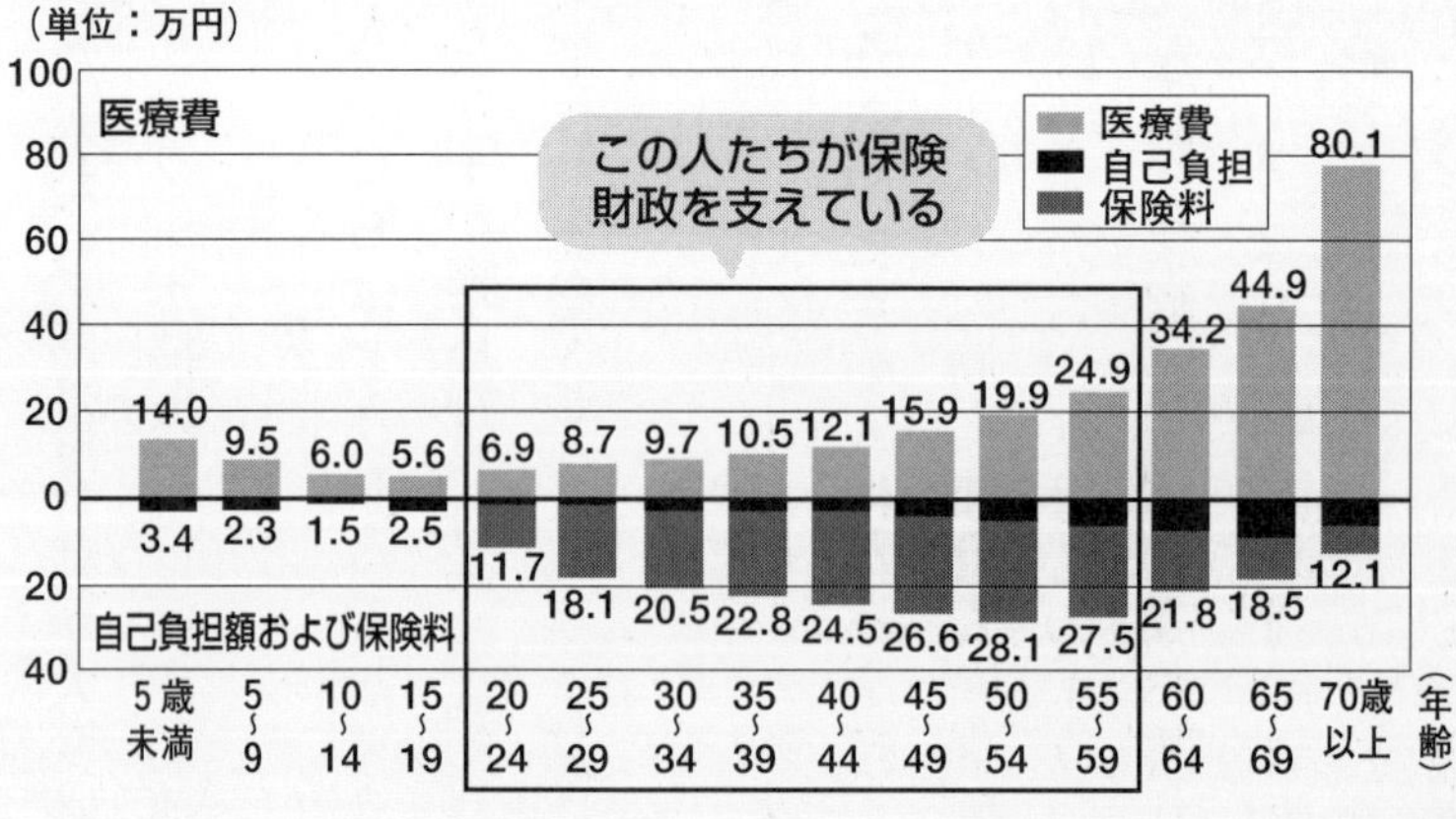

図1

ですから、どのようにして医療保険から追い出すかということが経営上の大きな課題ということになります。

「ババ抜き」は、どのようにして実行されるか?

現実に、民間企業が医療保険を運営している米国では、どのようにして「ババ抜き」が行われているのでしょうか? まず、高額の医療費が必要な病気になった人に対しては、米国の保険会社は会社が支払う医療費に上限を設けて、支出を最小限にくい止めています。二〇〇二年、日本でも上映された「ジョンQ」という映画では、ジョンQの息子が二四万ドル以上の医療費が必要な病気になったにもかかわらず、保険会社が契約どおり二万ドルまでしか支払えないと言い放ったことによってドラマが展開していきましたが、あれは現実に今のアメリカで起きていることなのです。

そして次に、病気がちの人に対しては、保険料を高めに設定することによって加入しにくいようにしています。このようなところは自動車保険とまったく同じです。それから、所得の低い人は普通の保険料でも支払えませんから民間保険には加入できませんし、年齢が上がるにつれて保険料も高くなる仕組みにしておけば、高齢者も自然に民間保険から抜けていくことになります。

ここで思い出してください。医療保険制度の目的が何であったか……。医療保険制度は、本来、このような人たちに医療を受ける機会を与えるためにあったはずなのです。ところが、アメリカでは「ババ抜き」が現実に行われたことによって、逆に、そのような人たちから医療を受ける機会を奪ってしまっているのです。弱者のためにあるべき医療保険制度が、会社が利益を上げるための制度に変わってしまっているのです。

皆さんは、「そんな冷酷な会社ばかりではない。良心的な保険会社もあるはずだ」と考えておられるかもしれません。むろん、「ババ抜きをしない保険会社」もあったのかもしれません。しかし、そのような会社は、「使う医療費の方が支払う保険料よりも多い人たち」をたくさん抱えているわけですから、経営はそれだけでも苦しくなります。当然、そのような状況では、保険料を安くするなどということはとうてい不可能です。となると、今度は「サクランボ摘み」ができないことになります。若い人たちは少しでも保険料の安い会社に加入してしまうからです。これでは企業は生き残れません。その結果、良心的な会社も「サクランボ摘み」をするために、「ババ抜き」をせざるをえない状況に追い込まれていくことになるわけです。

いかに良心的に医療保険を運営しようとしても、倒産したくなければ「サクランボ摘みとババ抜き」をせざるをえない。これをバンパイア（吸血鬼）効果と呼んでおります。吸血鬼に噛まれるとみんな吸血鬼になってしまう。良心的に医療保険を運営していた会社も、やがて当たり前のように「ババ抜き」をするようになってしまうということです。

日米の医療保険制度を比べてみると

ここで、日本とアメリカの医療保険制度を比較してみましょう。例えば、高額な医療費がかかる病気になった人に対してはどうでしょう？　皆さんもご存じのように、日本では、患者さんの支払う自己負担額に上限が決められています。「あなたが支払う医療費はここまでですよ」というわけです。それに対してアメリカは、保険者の支払いに上限が決まっています。「あなたに対して支払う医療費はここまでですよ」というわけです。同じ上限が決まっているといっても、日本は患者さんを守るための上限であり、アメリカは保険会社を守るための上限であるわけで、まったく逆の考え方になっています。

さらに、日本の場合は、病気がちの人や低所得者、高齢者の方々に対しては、医療費自己負担額の軽減や無料化といった特別措置が取られてきました。かつては、すべての老人に無料化措置があったこともありました。それに対し、アメリカでは、そのような人たちは民間保険に加入することが非常に難しくなっています。その代わりに公的保険が用意されているのですが、公的保険で受けることのできる医療サービスは極めて限定されていて、現実に、公的保険でよい病院を受診しようとすると門前払いされます。日本では、生活保護を受けている人は最先端の医療を無料で受けることができますが、そのようなことは、アメリカではまったくありえないことです。

日本は国民皆保険ですから、すべての人が保険を使って医療を受けています。それに対し、アメリカでは、保険に入っていない人が四〇〇〇万人もいます。かつてクリントン大統領などは、アメリカも日本のような国民皆保険制度にしようとしたのですが、そうなると政府の負担額が途方もなく多くなってしまうということで、実現しませんでした。では、国民皆保険の日本の方が国民総医療費が高いのかというと、そうではありません。日本の総医療費は金額でアメリカの四分の一、GDP比では二分の一でしかありません。それでいて、平均寿命は日本の方が長いわけですから、医療の質でも決して負けていません。

国民の健康を企業に委ねる危険性

今までの説明からおわかりのように、民営化すれば医療保険制度の目的が変化します。医療保険制度の本来の目的は、経済的理由で適切な医療が受けられない人を救うことでした。しかし、民営化すると、企業は必然的に利益を追求することになります。利益を上げることが医療保険制度の目的になってしまうわけです。何度か説明してきましたように、医療保険制度では、「サクランボ摘みとババ抜き」を徹底的にすればするほど利益が上がります。そして、「ババ抜き」をすれば、経済的理由で適切な医療が受けられない人は民間の医療保険からは締め出されることになってしまうわけです。

このようなことは、医療保険制度だけに見られる現象ではありません。歴史的事実から医療以外でも同様の現象が見られた例を紹介しましょう。

江戸時代中期の政治家で、幕府の財政を立て直す改革を試みた田沼意次という人物がおりました。彼は、天明の飢饉の際に、米不足を解消することを目的として二つの法令を出しています。最初に出したのは、「米の買い占め・売り惜しみを禁止する法令」です。しかし、この法令が出ても、米商人は米の買い占め・売り惜しみを続けました。当時、米商いは、幕府が公認した商人にしか許されていませんでした。そこで、意次は「米商いへの公認商人以外の参画を認める法令」を出しました。公認米商人の独占取引が米相場の高騰の原因だと考えたからです。しかし、その後、米商いに参画した商人は、高騰した米でも買い占めることができるくらいの巨大資本の持ち主でした。その結果、米はさらに買い占められ、価格はますます暴騰していったのです。

商人は、値上がり確実な商品を安く売ることはできません。特に、後で参入した商人にすれば、買い占めで値段が高くなった米を購入しているわけですから、それを一般庶民にも買える値段で売るなど絶対にできません。もしそれをしないといけないのなら、誰も米商いには参画しなかったでしょう。結局、意次の政策は米価格のさらなる高騰を招き、結果として、天明の大飢饉では、東北地方の死者は二〇〇万人を上回ってしまったのです。そして、田沼意次は失脚せざるをえなくなってしまったわけです。

この田沼意次の例も「人の命に関わることを民間に委託したために起きた悲劇」であるといえます。最近は、企業倫理という考え方もあって、多くの企業では利益だけを追求することは少なくなってきていますが、しかし、もしも「企業の利益と国民のどちらかを選択しなければならない」というような究極の選択を迫られたときには、経営者は迷うことなく企業の利益を選ぶと思います。薬害エイズ事件はまさにこの企業論理によって発生したわけです。

日本とアメリカ　医療費上昇率の比較

日本の医療費は急激に増加しているといわれています。本当にそうでしょうか？　図2は、アメリカの医療費の状況を見たものです。このようにアメリカでは、かつては年間に約十五％ずつの医療費の上昇がありました。しかし、一九八三年にＤＲＧ－ＰＰＳを導入して医療費の上昇率を十％程度に下げ、さらにはマネージド・ケアを導入して五％程度にまで下げることができたということが、ここで示されています。実は、この後、アメリカの医療費の上昇率は再び上がりつつあるのですが、それはともかくとして、この図をもって、アメリカでは医療費の上昇をくい止めることができたといわれているわけです。

日本はどうでしょうか？　図３が日本のデータですが、かつて五％前後の上昇率だったものが、最近は二％前後にまで抑え込まれていることがわかります。それどころか、二〇〇二年はマイナス成長です。アメリカと比較すれば、明らかに日本の医療費

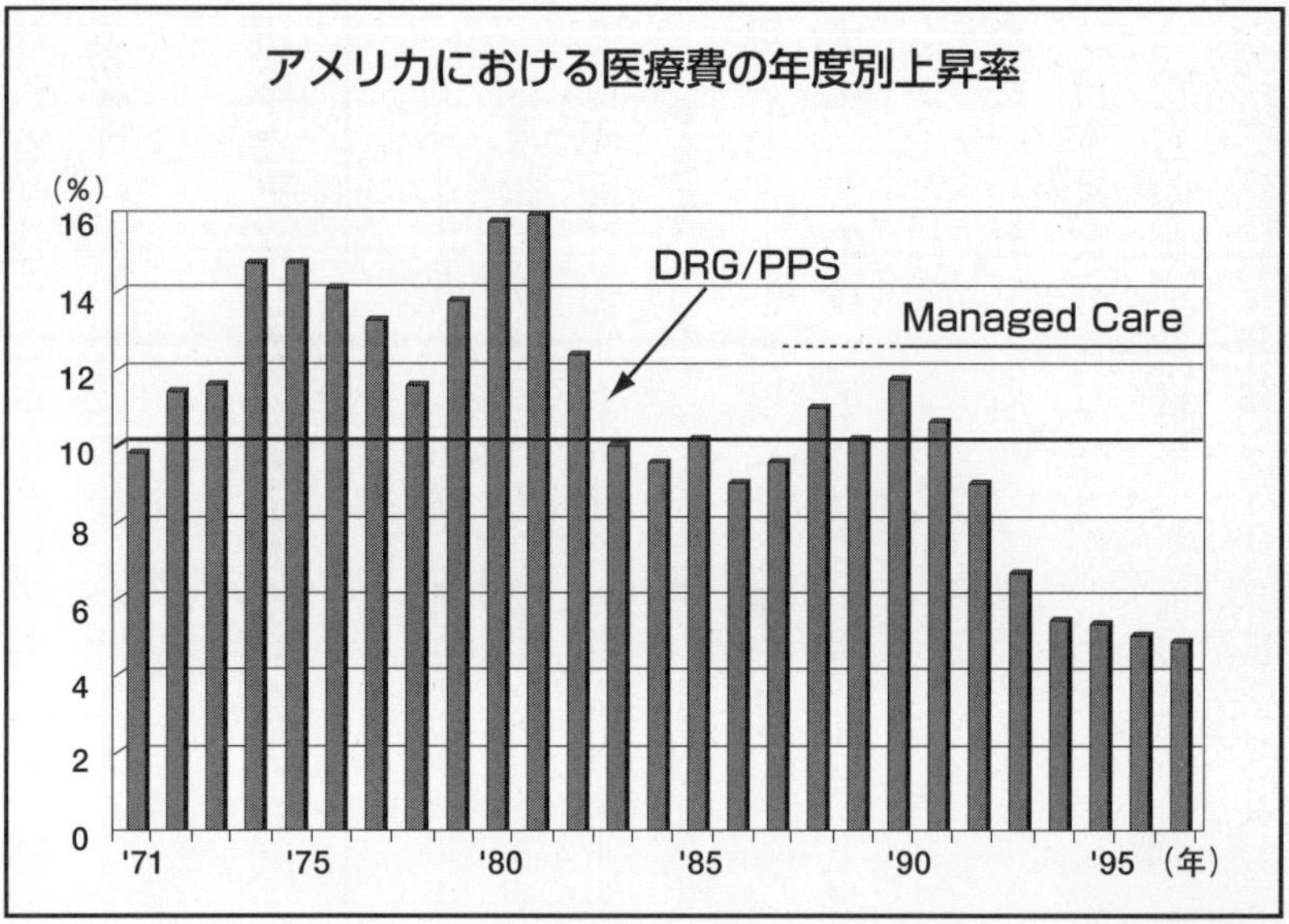
アメリカにおける医療費の年度別上昇率
（%）
16
14
12
10
8
6
4
2
0
DRG/PPS
Managed Care
'71
'75
'80
'85
'90
'95
（年）

図2

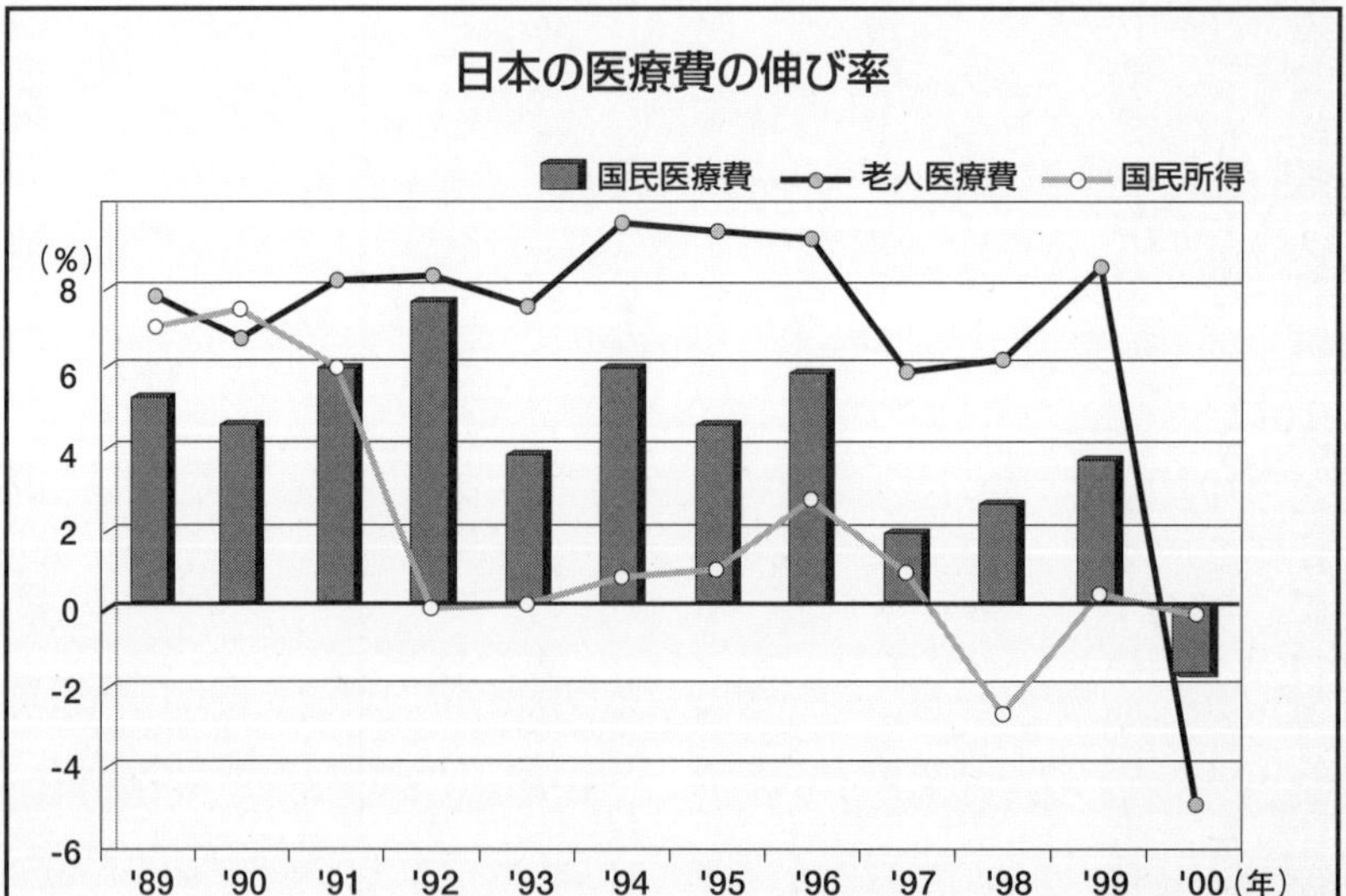
日本の医療費の伸び率
国民医療費
老人医療費
国民所得
（%）
8
6
4
2
0
-2
-4
-6
'89
'90
'91
'92
'93
'94
'95
'96
'97
'98
'99
'00
（年）

図3

の方がはるかに強く抑制されているのです。

確かに、日本の国民所得の伸びと比較すれば、日本の医療費の伸びの方が高いかもしれませんが、だからアメリカの制度を日本に導入すべきという意見は、基本的なところで認識が不足しているのではないかと思います。アメリカで医療費の上昇を抑制することができたとされる「上昇率五％」は、日本ではまだまだ「高騰」と表現されているレベルなのです。

診療報酬と医療費の分離

一般に、診療報酬と医療費とは同じものと考えられています。しかし、本質的にはまったく異なるものなのです。

図4をご覧ください。例えば、二〇〇三年の四月から健康保険の被保険者本人も医療費は三割負担となりました。要するに、本人が支払う医療費が高くなったわけです。そうするとどのようなことが起きたのでしょうか？　健康保険の被保険者本人の受診抑制という現象が起きています。同じ医療を受けても支払いが高くなれば受診者数は減少します。つまり、この図でいえば、支払いがAからBに増えたことによって、受

診者数はa1からb1に低下したわけで、このように医療費の増減による患者数の変化は、需要曲線によって表現できることになります。

一方、診療報酬はどうかといいますと、たとえ患者さんの自己負担額が変化したといっても、診療報酬は同額ですから、経済的な動機で医師の診療態度が変化することはありません。しかし、患者さんがb1の人数しか来てくれないわけですから、現実には、診療報酬は変わらないにもかかわらず、診察する患者数も少なくならざるをえません。

一般には、医師の医療態度は供給曲線によって変化するといわれています。例えば、ある治療法を普及させたいときには、その

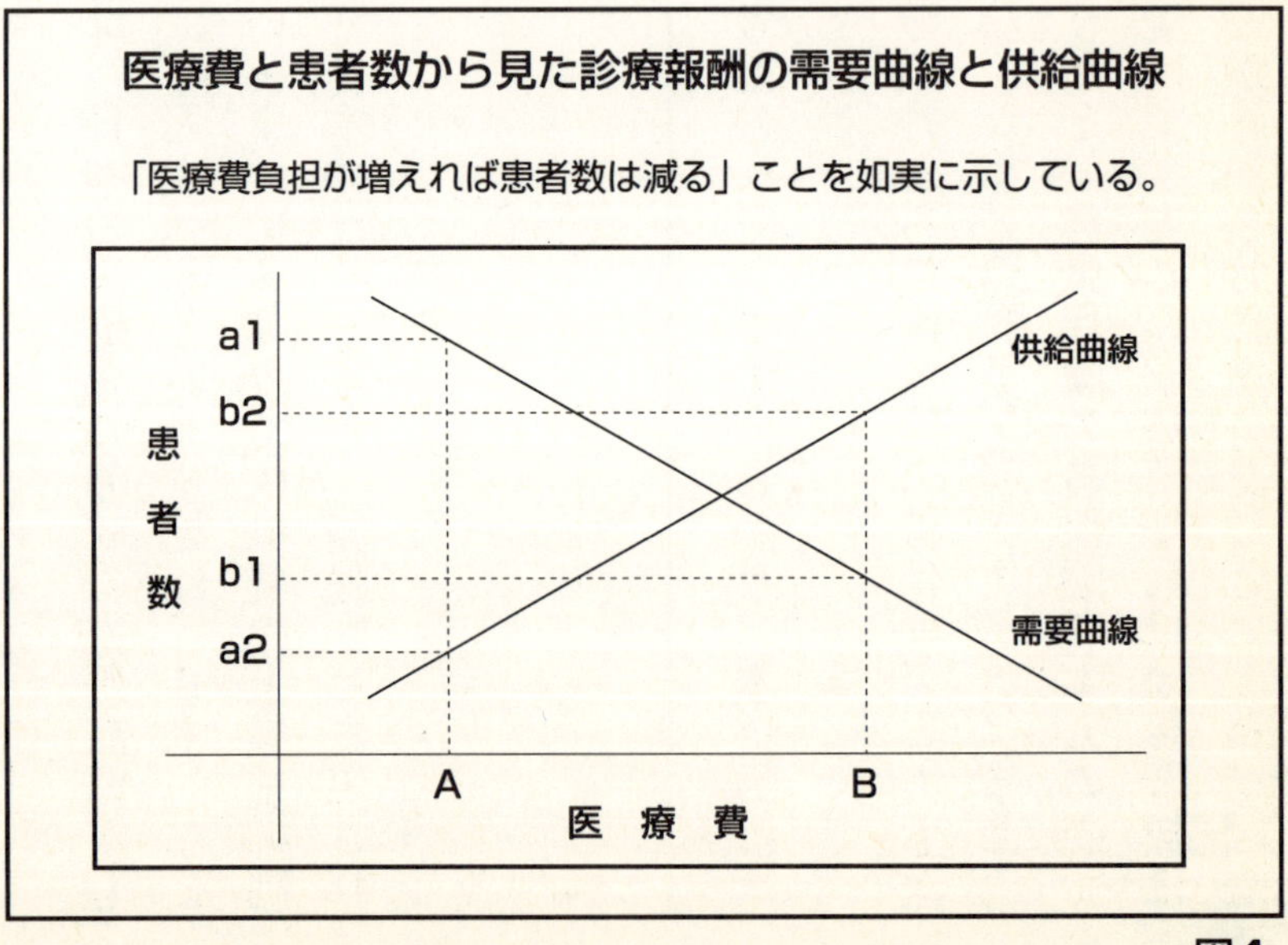

医療費と患者数から見た診療報酬の需要曲線と供給曲線
「医療費負担が増えれば患者数は減る」ことを如実に示している。

図4

治療法に対する保険点数を高くするという手法がよく用いられますが、それを図4で説明すると、診療報酬をAからBに上げたなら、その医療を受ける患者数はa2からb2に増えると考えられているわけです。それは、ある意味真実であり、それによって人工透析も普及したと考えられます。

しかし、この手法は常に成功するとはかぎりません。例えば、病院の近くにある門前薬局の調剤料は病院から離れた処方薬局よりも点数が低くなっていますが、これなどは、厚生労働省のお役人さんの弁によれば「門前薬局に対するペナルティ」だそうですが、患者さんの側から見れば「門前薬局がディスカウントセールすることを公的に認めた」ようなものということになります。現実に、門前薬局の方に多くの患者さんは集まっています。厚生労働省のお役人さんは供給曲線で考えていたけれど、現実は需要曲線にしたがって動いたわけです。

私は、理想の医療制度をつくるためには、診療報酬と医療費とは分けてしまう必要があると考えています。そのようにしなければ、門前薬局の調剤料のように供給曲線で考えても現実は需要曲線にしたがって変化するというようなことが起こりえるからです。例えば、「より優れた医療を行った医師に、より高い報酬が与えられる制度」ができたとすれば、高い報酬を得るためには医療技術などを高める必要があるわけですが、そのような診療報酬がそのまま患者さんの支払う医療費に反映されたとすれば、低所得者はよい医者にかかれないということになります。

しかし、医療費が診療報酬から独立したものであったならば、そのような心配はありません。医療費に関しては、「患者をよりよい受療態度に誘導するような医療費の自己負担システム」や、「すべての国民に最良の医療を受ける権利が保障される自己負担システム」を考えればよいわけです。そして、トータルとしての診療報酬とトータルとしての医療費の差額が、その医療制度の収益ということになるわけですから、これが赤字にならないように運営すればそれでよいということになります。

ちょっと難しいことを言ってしまいましたが、現実には、診療報酬と医療費とは同じものと考えられていますので、予想と違った現実が生まれているということは理解しておいていただきたいと思います。

診療報酬定額制について

かつての診療報酬はすべてが出来高払い方式で決まっていました。それに対して、「薬漬け」や「検査漬け」を助長しているという批判が古くからいわれてきました。

そのような批判に答えるものとして出てきたのが「診療報酬定額制」であったわけです。

診療報酬定額制というのは、「どのような医療内容であろうとも、同じ診療報酬が支払われる」という制度のことで、イギリスではすでに六〇年近い歴史があります。日本では、平成八年に「外来総合診療料（外総診）」という定額制の診療報酬が創設されました。もちろん、当時は、将来の日本の医療費抑制の切り札として考えられていたものでした。しかし、現実にはそのようにはなりませんでした。それどころか、「外総診が医療費を押し上げている」ということが明らかとなり、ついに平成十四年十月に廃止されてしまったのです。これもまた、机上の理論どおりには現実は動かなかったわけです。

では、どうして外総診は医療費を押し上げたのでしょうか？　図5をご覧ください。これは、コストと診療報酬との関係を見たものです。出来高制の診療報酬の場合は、コストが上がるにしたがって診療報酬も上がります。それに対して、定額制の診療報酬の場合は、定額制ですからコストによって診療報酬は変化しません。その結果、どのようなことが起きるかといいますと、確かにコストBの所だけを見ますと診療報酬は定額制の方が安いのですが、コストAの所では、定額制の方が診療報酬は高くなっ

外来総合診療料（定額制）その1

医療にかかる実際のコストと診療報酬との関係を比較したもので
定額制が必ずしも医療費の抑制に結びつかないことがわかる。

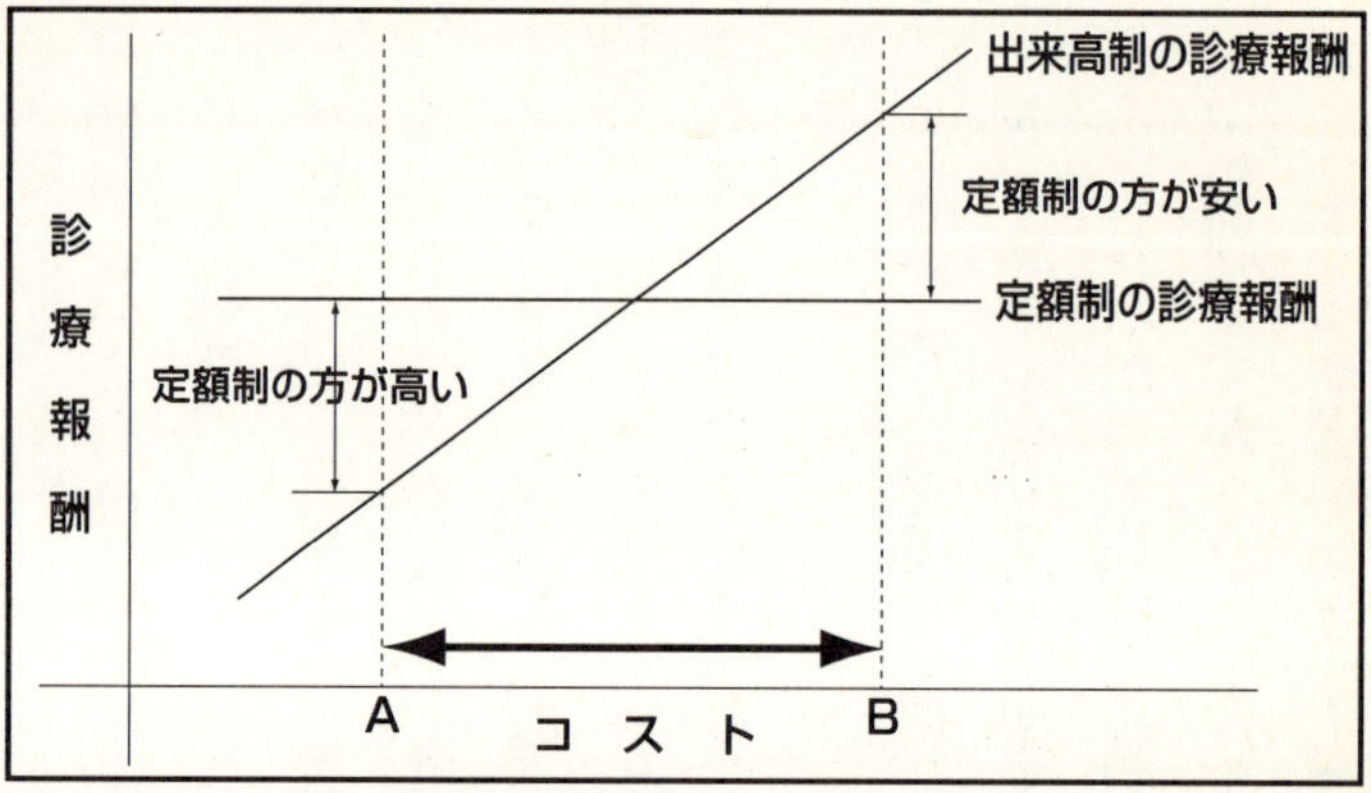

図5

外来総合診療料（定額制）その2

「ババ抜き」された患者さんが出来高制の医療機関に集まることにより、
その分の医療費が高くなったことがわかる。

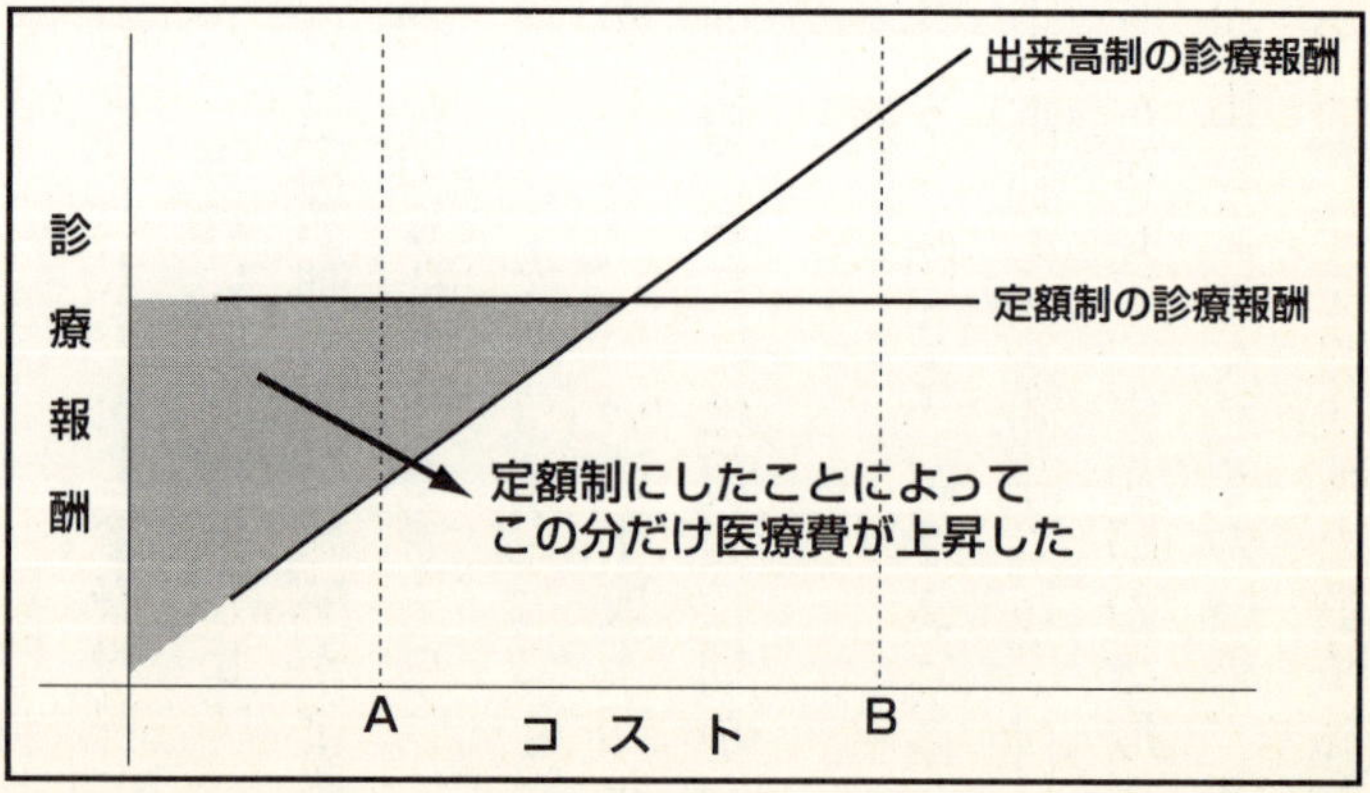

図6

ています。要するに、定額制にすると医療費が抑制できると考えている人の頭の中には、コストBの例しか思いついていないわけですが、現実にはコストAのようなこともあるわけで、そのことに気づけば定額制でも医療費が上がることもありうることはすぐにわかったはずです。

図5の中で、コストAの患者さんを例に考えてみると、先ほども申しましたように、このような患者さんを診察するならば、診療報酬は出来高ではなくて定額制である方が高くなることになります。外総診採用の医療機関としては、このような患者さんをより多く診たいと考えるのは当然でしょう。医療機関による「サクランボ摘み」が行われる可能性があることも、この図を見ればおわかりいただけると思います。

また、コストBの患者さんを例に考えてみると、このような患者さんの場合は、定額制で診察する方が出来高制で診察するよりも診療報酬は少なくなります。それどころか、コストAの患者さんを診察した場合と比較しますと、B－A分だけコストがかかるわけですから、その分だけ収益も落ちることになります。このような患者さんは、外総診を採用している医療機関にとっては損な症例ということになり、医療機関にとっては、いわゆる「ババ抜き」をしたくなる症例ということになります。もちろん、コストダウンによって損害を最小限にくい止めるという努力もするかもしれません。

しかし、現実にはこのような症例は重症例が多いので、「あなたは重症なので大きな病院で診てもらう方がいい」というようなことを言ったとしても、誰も疑問を持たなかったのではないでしょうか？　少なくともその患者さんを診れば赤字になるというような症例は、当然のごとく「ババ抜き」されていったことと思われます。

図6をご覧ください。これは、定額制の外総診で診る方が出来高で診るよりも得な症例ばかりが外総診採用の医療機関に集まり、一方、外総診で診る方が出来高で診るよりも安いような症例は「ババ抜き」によって出来高で診療報酬を請求する医療機関に集まることにより、結局はその部分でも医療費は抑制できないということを示しています。結果として、図で示したアミの部分の医療費の余計な支払いが増えた、つまり、医療費がその分だけ高くなったというわけです。

図7は、外総診が廃止される前後で診療報酬がどの程度変化したかを見たものです。二〇〇一年というのは外総診が廃止される一年前ということになりますが、そのときの診療報酬は、外総診を採用している医療機関の一件当たりの点数は一八六二点、外総診を採用していない医療機関の点数は二一一三点と、この時点だけを見れば外総診により医療費は抑制されているように見えます。

しかしその一年後の一件当たりの点数を見ると、外総診を採用していた医療機関では二三%も点数が下がっているのに対し、外総診不採用の方は十二%しか下がっておらず、外総診を採用していた医療機関の方が落ち込みが激しかったことがわかります。特に、二〇〇二年十月以後は、どちらの医療機関も同じルールで診療報酬を計算しているわけですから、外総診ありの方が軽症な患者さんがより多く集まっていることがわかります。

以上のことから、確かに、外総診による「サクランボ摘みとババ抜き」という現象は発生していたと考えられます。そして、この状況で外総診を再開すれば、外総診ありの方が医療費はよりかさむということも、よく理解していただけるだろうと思います。

外来総合診療料（定額制）制度化の効果

結果的に、定額制の導入は医療費の抑制につながらないことがわかる。

・「サクランボ摘み」と「ババ抜き」という現象が起きた。
・「サクランボ摘み」の部分では医療費は上昇した。
・「ババ抜き」の部分では医療費は低下しなかった。
→結果として医療費は上昇した。

	1件当たり点数 2001.10〜12	2002.10〜12	増減
外総診あり	1,861.7	1,429.3	−23.22%
外総診なし	2,112.5	1,826.1	−11.85%

図7

外総診の廃止により、医療費定額制は必ずしも医療費抑制に働くとは限らないということは完全に証明されました。アメリカの医療制度は、定額制を採用したことによって医療費を抑制できたということになっていますが、それは比較対象を持たないデータですので、科学的には説得力はありません。それに対し、日本の外総診廃止は外総診を採用していない群が存在しておりますので、説得力の高い結論が導き出せると考えています。

以上、見てきましたように、私は、日本にアメリカの医療制度を導入しても医療費は決して抑制できないと考えています。それどころか、むしろ高くなるとさえ考えています。さらには、最初に述べましたように、高齢者、病気がちな人、所得の低い人たちにとっては、医療を受ける機会を失わせるような結果を生むことになる可能性も極めて高いと心配しております。

医療は水や空気と同じ社会的共通資本です。あくなき利潤の追求が水俣病や大気汚染を生んだように、清らかな水・澄んだ空気・質の高い医療とは、米国流の市場原理の下では、全国民にくまなく供給されることはないと私は考えています。

看護師の立場から医療現場に期待する

前淀川キリスト教病院看護部長
梶田　和子・かじた　かずこ

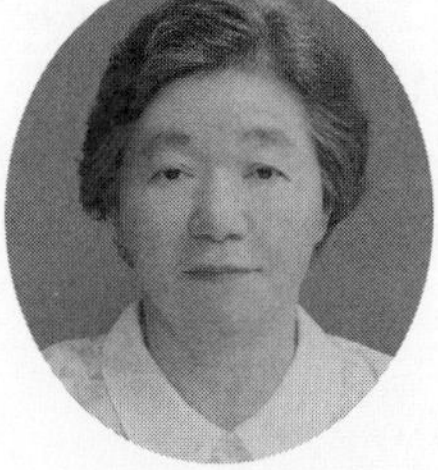

一九五九年大阪市立大学医学部付属看護専門学校卒業。大阪市立大学医学部付属病院を経て、宗教法人淀川キリスト教病院勤務。一九九四年より二〇〇三年三月まで同病院看護部長。

医療の現場にあって、看護師は医師と患者さんの間を仲立ちする立場にあるということは、皆さんよくご存じのことと思います。そこで、私の三〇数年間にわたる看護師経験を中心に、「元看護師から医療現場へのメッセージ」というテーマでお話しいたします。

私が医師に望むこと

私の場合は、自身がこれまで経験してきましたことを中心に、「こうすればよかったな」と思うことをお話しいたします。現在、私は看護師を退職して自由人ですが、元看護師の立場から、「先生方にはこういうことを期待したい」「患者さん方はこうしたらどうだろう」「看護師はこのへんに気をつけよう」という形で、今の医療制度の中でどう賢く受診するかも含めて、まとめました。

先生方が患者さん第一主義で、患者さんの気持ちをわかって、同じ目線で診察しようというのは確かに理想かもしれません。ですが、現実はなかなかそういかないものです。もちろん、医師も看護師もご自分のお仕事を、可能なかぎり一生懸命務めておられます。ですが、やはり個人の限界というのは存在しますし、一〇〇％完璧にというのは困難だと思います。それでは、日々多忙の中で患者さん第一主義を貫くにはどうすればよいのでしょう？

まず私は「全人医療の実践」を提起いたします。人間にはまず体（ボディ）があり、そして心（メンタル）があります。例えば生活上のいろいろな矛盾が重なると、心が滅入って病んできます。すると、自然に食欲不振や不眠などの体の不調が重なり、病気にかかりやすくなるわけです。そしてもう一つ、全人医療の中には魂（ソウル）という概念があります。これはどのような気持ちをもっていけば、精神的にいちばん満足した状態になるのかという意味があります。ＷＨＯ（世界保健機関）でも、「体・心・魂」の三点をきちんとケアできるのが医療だといわれています。この全人医療の実践はそれほど難しいことではなく、まずは患者さんの考えを聞いてほしいということです。つまり「聞ける医師」になってほしいのです。

かつて私は救急医療の現場にいたことがあり、救急室で二四時間体制をとっておりました。皆さんはご存じかもしれませんが、救急医療は日本の現状では本当に厳しい状況です。救急医だけが常に当直している病院はまだまだ少なく、昼間に診察して夜はそのまま当直というのも珍しくありません。ある若い先生が、疲れながらも一生懸命患者さんに問診したのですが、相手の患者さんの顔を見ないで話だけ聞くのです。発熱はいつからですか、食欲はありますか、など尋ねはしても、ほとんど相手の顔を見ないで、ずっと下を向いてカルテをお書きになっておられました。

これでは、患者さんの気持ちはわからないのではありませんか？　私は見かねて、その先生の背中を思わず抱え上げて、「先生、顔を見てください」って伝えました。若い先生で、私もわりと心安く話しやすかったのでそういうことができたのですね。

そして診察が終わった後、「先生、患者さんがどう困ってらっしゃるかということを、やっぱり相手の顔を見てあげてください」と言いました。カルテをきれいに書くのは二の次で、まずは相手の顔を見る。そして気持ちを理解する。そういう訓練が必要だと痛感いたしました。

まず、患者さんの気持ちを知ろう

先生方には、研究発表など「医師としての科学性の練達」が日々求められることと思いますが、アメリカの内科教授であったW・オスラー先生は、「ドクターは、患者さんの気持ちをまず知ろう」ということを、今から約一〇〇年前の時代から言っておられます。これはいわば「医師としての人間性の練達」というべきことですが、現在の日本ではそれができているとはいいがたいところです。

ご自身やご家族に患者さん体験がないために、患者さんの気持ちがわからないという先生方もおられるかもしれません。ですが、たとえ患者体験がなくとも患者さんの気持ちがわかる、それが医療のプロだと私は思います。最近のある大学病院では、医学部の学生が夏休みに四日間～一週間看護実習に来て、夜勤もします。そこで何を学ぶかというと、自分が医者に向いているかどうかをはっきり認識することから始めます。患者さんの体験を通して、その家族の気持ちを知り、そしてともに働く看護師やコメディカルの人たちがどんな仕事をしているかをよく見ることが実習の目的です。このような動きがもっと進展するよう期待したいところです。

また、一般感性と専門性の調和とでもいいますか、ドクターと呼ばれる方々は患者さんへの人間的理解に努めるとともに、ご自身の専門領域もきちんと勉強して、その成果を私たちもわかるように見せてほしいと思います。私たちはそれを賢く利用しながら、健康の獲得に結びつけることが理想ではないでしょうか？

疾病予防には自制心が大切

次は、患者さんへのメッセージということでお話しいたします。大谷晃一先生のお話（P26参照）は、まさに患者さんのお手本ですね。好物のワサビを入れたお寿司を我慢する強いご意志は、先生ご自身のさまざまな患者体験から獲得されたことなのですが、決して特別なことではありません。先生のお話と重複しますけども、病気にならないようにするのはやはりご自分の責任です。

私たちは皆「どうにかしなければ……」という気持ちがあるわけです。また本や雑誌、テレビなどをちょっと見ればたくさんの健康情報を得ることができます。それらの情報を自分のものとして、そこから自分に合うものを選び、自分自身を制していかないと、健康を獲得することはできないと思うのです。

例えば、タバコをやめようと思う方はどのくらいおられるでしょうか？　やはりやめられないという方もおられるかもしれませんが、健康づくりのための環境を自分の中できっちりイメージして、それを継続して実践できることが大切です。自分への覚悟ができて、そしてそれが習慣化されたときはじめて健康というものを獲得できると思うのです。日ごろの食事や運動などの生活習慣を、自分の欲だけを優先すれば病気にかかるリスクは当然増えていきます。病気にかからないためには、自制心が必要なのではないでしょうか？

また、皆さんがある病院に入院されたとき「このように治療します」という治療方針、退院のときは「自宅ではこのように療養してください」を記した書類を渡されているはずです。書式は公的に決められていませんが、医師や看護師が印鑑を押して終わりとか、「異常ありません」だけで終わってしまわないよう、患者さん一人ひとりをきちんと把握できるように作成する必要があるでしょう。

よい病院選びのポイント

医療に関するさまざまな情報を、皆さんはテレビや新聞・週刊誌などで目にされていることと思いますが、病院を選ぶうえで参考になる「病院機能評価」という基準をご存じでしょうか？　これは最近定められたもので、病院ごとに五〇〇項目以上にわたる調査を行います。そして、それを厚生労働省の外郭団体である(財)日本医療機能評価機構が一つひとつ点数をつけていくわけです。そして合格、もしくは不合格と評価していくのです。

どのように評価するのかというと、例えば外来の患者さんを診察する際に、患者さんと先生のやりとりが診察室の外へ聞こえるかどうかが問われます。プライバシーの侵害になるので、外へ聞こえないよう診察しなさいと指導されます。私が以前この調査に立ち会ったときは、外来のカーテンを分厚くしたりして何とか合格することができました。調査の結果は、各病院に行くと外来のどこかに必ず額入りで表示されております。いわば「私どもは病院機能評価に合格いたしました」という意味なのです。ですから、「よい病院選び」のためにこうした評価を受けた病院を選ぶのも必要かもしれません。

もう一つの評価基準はＩＳＯです。例えば医療事故を防ぐための手だてや、万一事故が起こったらどう対応するのかなどが定められています。昨今は規制緩和で広告規制が緩められたため、ＩＳＯ取得を病院の外来に表示している所も少なくありません。いずれにせよ、よい病院選びは賢い患者になるための第一歩ですが、インターネットをはじめ、このような方法を用いるのも一手ではないでしょうか？

広い視野を持ち、世のために働きたい

私は元看護師ですので、やはり看護師にもっとよい働きをしてほしいと考えております。例えば病院には医療事故防止や感染防止、そして褥瘡《じょくそう》（床ずれ）防止の委員会が設置されています。その際、看護師はただ参加するのではなく、積極的に内容をいち早く自分のものにして自信を深めてほしいのです。いわば看護師の役割拡大に努めるということです。

また最近は小児虐待や自殺が増えてきましたが、そうした問題に悩む方々はどこに行ってよいのかわからないとおっしゃいます。では、病院の外来はどうでしょうか？例えば小児病棟で骨折や打撲の痣で入院して、「おかしいな」と思っても誰も口に出

して言わない。また、面会に来られたお母さんにお話をうかがっても、どこに相談したらよいかわからないというのがほとんどです。

このような事例からも、救急外来や病棟にいる看護師の皆さんが、視野を広げて世の中のために働く場面はたくさんあるわけです。確かに看護師の責任を超えることもあるかもしれませんが、誰かが何もしないからダメではなしに、そうした現場に立ち会いながら学んで自分たちの力にしていってほしいと考えております。

悲しい現実、マンパワー不足

常々指摘されていることですが、看護師のマンパワー不足はやはり悲しい現実です。大北昭先生のお話（P14参照）でも触れられておりますが、図1を見ても、日本の医療提供体制は先進国の中で遅れているのがわかります。なぜアメリカの在院日数は短いのでしょうか？　それは看護師が可能なかぎり専門性を発揮して働くので、患者さんに満足のいくケアができ、かつ地域ごとに患者さんを受け入れるさまざまな施設が整備されていることが在院日数の短さにつながっているのです。

マンパワー不足を象徴するのが夜勤の人数です。看護師と患者さんの人数比率は二：一や一・五：一で一見看護師の方が多いようですが、このデータは病棟の規模で各々異なりますし、昼も夜も含めますから「昼間は多くても夜は少ない」という事態はたくさんあります。ですから、夜間のナースコールにすぐ来てくれないとか、看護師として耳が痛いことを私も少なからずうかがいました。

ちなみに完全看護の次に該当するのは基準看護、現在は新看護体制といいます。これは患者さんに対する看護師の人数のことですが、完全看護を掲げる病院でも、ご家族の付き添いをお願いしなくてはならない現実があります。決してマンパワー不足の埋め合わせをご家族に負担させるつもりはないのですが、不安な状態の患者さんの場合はやむなくお願いしております。私も何度か経験がありますし、おそらく現場の

医療提供体制の各国比較

先進国と比べ、日本の数字は低い（1998年度厚生労働省資料より）。

国名	人口1,000人当たりの病床数	病床100床当たりの医師数	病床100床当たりの看護職員数	平均在院日数
日本	13.1	12.5	43.5	31.8
ドイツ	9.3	37.6	99.8	12.0
フランス	8.5	35.2	69.7	10.0
イギリス	4.2	40.7	120	9.8
アメリカ	3.7	71.6	221	7.5

図1

医師や看護師も断腸の思いでお願いしているはずです。私がもしご家族の立場なら、病室に来られる時間帯と来られない時間帯をはっきり婦長に伝え、協力し合っていきたいと思います。患者さんのご家族と医師・看護師が協力していかないと、よい医療は実現できないと考えております。

喜びを持って仕事に取り組もう

私が看護師になった最初のころ、病気にかかった人のために尽くしたいと一生懸命思っておりました。ですから、「人が少ないですから」と現実に埋没してしまっては、看護師も進歩しません。現実を承知のうえで看護師を仕事として選んだわけですから、どういうふうに看護しなければならないのかを常に学んで実践しなければなりません。

むろん法律の関係で人数制限もありますし、病院の在院日数も短縮されております。ですが病棟、外来、窓口……そのすべてにおいて看護師なしではできないことが非常にたくさんあるのです。それは私たちが力を発揮するチャンスですから、辛いことをチャンスと捉えるポジティブさが大切でしょう。

看護師の皆さんは「時間がない」と言います。では引き継ぎの時間は長すぎはしませんか？　患者さんの看護記録は多すぎはしませんか？　他の方が読んでもわかりますか？　それらを改善するには、やはり医療現場の英断が必要で、かつ看護従事者と支援スタッフの力にかかっています。さらに改善したから終わりではなく、継続することが重要なのです。

私は自分の中に喜びをもって、楽しく仕事をしていきたいと考えております。ですから「人数が少ない」と嘆くだけではなく、「自分は何を喜びとするのか」をはっきり自覚していれば、辛くても仕事を続けていけるのです。

例えば患者さんが退院されたり、外来でばったりお会いしたとき、「自分のお世話がよかったな！」と思うことは多々ありました。逆に、患者さんの方から「あのときこんなことがありましたね」とお礼をいただいたこともあります。そうした経験を一つひとつ、三〇数年にわたり積み重ねることで、私は「看護の喜び」を獲得したように思います。私からは以上です。

患者中心の開かれた医療を実現しよう

ＮＰＯ法人ささえあい医療人権センターＣＯＭＬ理事長
辻本 好子・つじもと よしこ

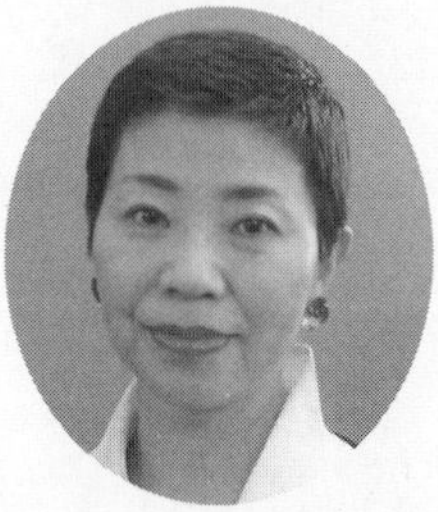

一九四八年生まれ。一九八二年、医療問題の市民グループにボランティアとして参加。バイオエシックス（生命倫理）という学問と出会い、「いのち」をめぐる問題に関心を持つ。「インフォームド・コンセント」、「患者の自己決定」の問題に、患者の主体的参加の必要を痛感。一九九〇年、ＣＯＭＬをスタートさせる。
※ＣＯＭＬのホームページ　http://www.coml.gr.jp/

医療の問題は医療者側だけでなく、患者側である皆さん方の意識の問題でもあります。私たちは「賢い患者になりましょう」をキーワードに、開かれた医療の実現を目指して活動を続けてまいりました。今日はＣＯＭＬの活動を皆さんに紹介しながら、私なりの意見をいくつかお話ししていきたいと思います。

医療のことは「話せばわかる」？

ここまで医療者側の方々の話をうかがってきて、医療を提供する側と受ける側とでは立場と役割が全然違う、と改めて感じます。ですが医療は人と人の間で行われる行為で、いわば共同作業です。今まで「先生にお任せします」と言ってきた私たち患者にこそ意識改革が必要だということを、皆さんはお感じになっていることでしょう。

私は、医療者の方へ「話せばわかる、はウソですよ」といつも申し上げています。話してもなかなかわからないことが医療の問題なのです。ですから、わからない内容をわかるように話せる技術を高めてほしい、そしてさらに、私が話した内容を私の基準に合わせて受け止めてほしいのです。そういう感性を磨いてくださいと、常に医療者の方々にお願いしております。

私は、「賢い患者になりましょう」を合言葉にＮＰＯ法人を運営する立場です。ですが、個人的には賢い患者とはいえません。実は約一年前に乳癌になってしまいました。しかも、以前からしこりに気づいていたのに、忙しくて病院に行かなかったという、最もおろかな患者ぶりで医療費を遣っております。ですから、大谷晃一先生の立派で賢い患者さんのお話（Ｐ26参照）をうかがうと、お叱りを受けそうで身が縮む思いです。

さて、最近は「患者さんのために」や「患者さんの立場に立った医療」などという言葉をよく耳にするようになりました。医療に関する電話相談という活動を通して、私たちは医療を受ける側、つまり患者さんが少々勘違いしてしまうのではと懸念しております。なぜかというと、医療者がある日突然、偶然出会った患者さんに、かつ出会ったその瞬間に「あなたの立場に立ちますよ」というのはありえないのです。立てるわけがないと思います。人の為と書けば「偽り」という字になることをご存じでしょうか？　それよりも「私の話を聞いてほしい」のです。患者である私の立場に寄り添うという気持ちを持っていただきたいのです。

お任せ意識は変えるべき

「患者中心の医療」とはいったい何でしょう？　患者は病気の持ち主です。私自身を例にすると、乳癌という病気の再発や転移の不安を抱えながら、棺桶に入るまでできるだけ私らしく生きたい。ですから、病気の持ち主である私がどういう医療を受け、どういう生活を送りたいのかについて、自分の気持ちを自分の言葉で語ることができるのか？　このことは患者中心の医療において、とても大事なことだと思います。

今までは、お医者さんがニッコリ笑ったら「私にはよい医療を提供してくれるだろう」とお任せでしたけども、そうではないのです。私という患者にとって、お医者さんはただ一人の主治医です。ですが、お医者さんは何人も患者さんを受け持っていますから、たまにしか受診しない患者は、カルテを読まないと思い出してもらえません。そういう関係を念頭に置いて、私たち患者がお任せ意識を変えなくてはならないのです。

COMLはこんな活動をしています

私たちCOMLの主な活動は「電話相談」です。全国から月平均約三〇〇件、一回当たりの相談時間は平均四〇分ですが、一時間半以上かかることも珍しくありません。十数年間、電話相談を続けてまいりましたが、延べ二万五〇〇〇件を超える生の声が届いています。

私たちCOMLのスタッフは医療者ではありませんから、判断したり、教えたり、指導することはできません。私たちは、ご一緒に考える「お手伝い」なのです。まずお話を十分に聞かせていただき、問題点を整理します。そして、あなた自身に問題解決の主役となっていただき、解決に必要な周辺情報を提供いたします。さらに、「あなたはどういう勇気を振り絞るべきか」についてもお手伝いしています。ただし、医療や医学という非常に専門的でかつ直接命に関わる問題を扱うわけですから、専門家の方々に協力員という形でご支援いただいております。

もう一つは、「SP（シミュレーテッド・ペイシェント＝模擬患者）」です。患者さんになりきって演じてもらい、医学生・研修医・看護学生などの医療者と模擬診察を実施します。医療者側に患者の個別性を理解してもらうためのコミュニケーション訓練として行っておりますが、大きなご支援をいただき現在は全国で約三〇〇人のSPが養成されています。また、大学の医学部でも、二～三年前からこのSPトレーニング講義が始まっています。日本の医療も少しずつ変化していると、ささやかに期待したいところです。

梶田さんのお話（P66参照）に出てきましたが、（財）日本医療機能評価機構による活動が始まっておりますけれど、残念ながらそこには患者側の視点が入っておりません。そこで、（財）日本医療機能評価機構がスタートする前から、患者自身の目で医療現場を見て、改善のヒントを直接お伝えする「病院探検隊」も活動しております。

これまでに全国の四〇以上の病院を見せていただきました。病院探検隊は現場の医療者の方には何も知らせず、「患者」として受診するというスタイルです。そして他には、大阪で「患者塾」という学習会を毎月行っております。主な活動内容は以上です。

右肩上がりで増え続ける医療相談

では、ここでCOMLの電話相談のことをお話ししましょう。図1と図2は、相談件数の推移と項目別に分けたデータです。それを見ると、電話相談の件数は右肩上がりで年々増え続けています。私たち患者を取り巻く状況が、それだけ厳しくなっている証左ですが、これは何を意味しているのでしょうか?

一つは患者さんの権利意識が、目を見はるような勢いで高まりつつあるということです。もう一つはコスト意識です。景気低迷の中、医療保険の自己負担はどんどん増えているのに、支払った分に見合う安心と納得が手に入らないという、お金に関する相談が増えてまいりました。

二〇〇二年を例にすると、「医療不信」が第一位になりました。マスコミによる医療過誤の記事が数多く世に出るようになり、毎日のように医療の限界性と不確実性を

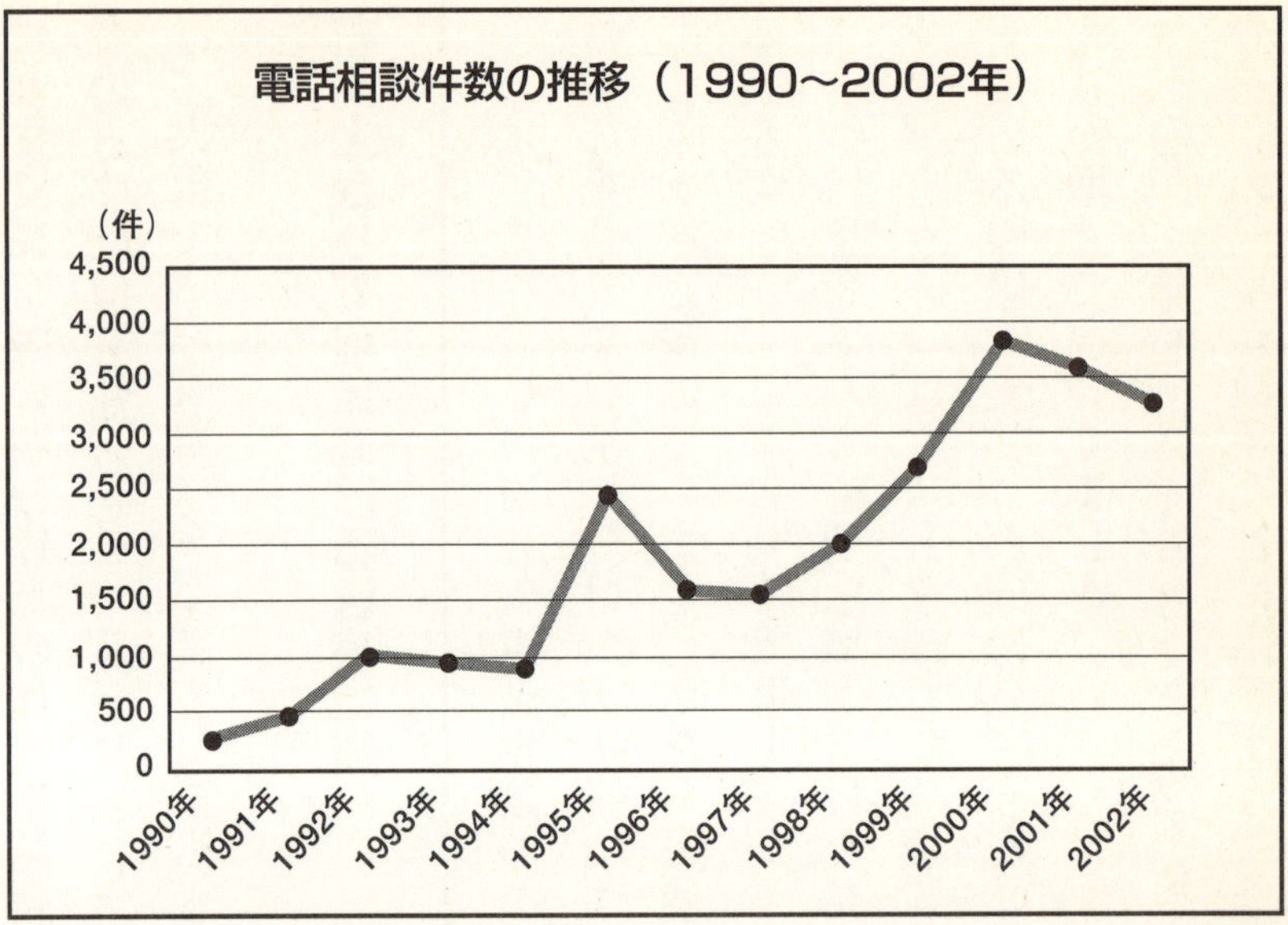
電話相談件数の推移（1990～2002年）
（件）
4,500
4,000
3,500
3,000
2,500
2,000
1,500
1,000
500
0
1990年
1991年
1992年
1993年
1994年
1995年
1996年
1997年
1998年
1999年
2000年
2001年
2002年

図1

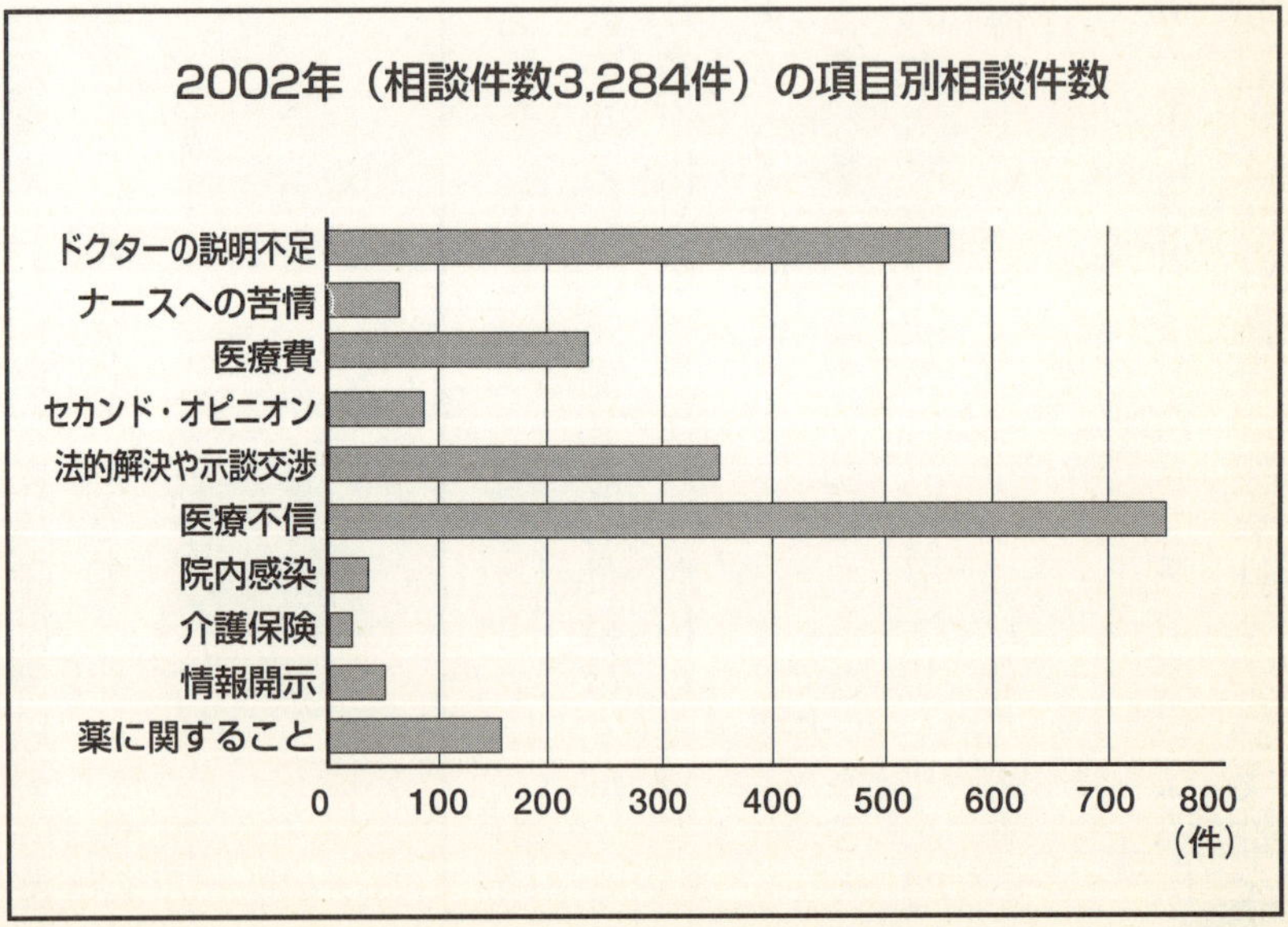
2002年（相談件数3,284件）の項目別相談件数
ドクターの説明不足
ナースへの苦情
医療費
セカンド・オピニオン
法的解決や示談交渉
医療不信
院内感染
介護保険
情報開示
薬に関すること
0
100
200
300
400
500
600
700
800
（件）

図2

突きつけてきます。そうなると、今まで自分が受けていた医療に対しても、ちょっとした不信を抱いてしまうのかもしれません。その思いを誰かに聞いてほしいというご相談が、本当に増えてきているのです。

さらに特筆すべきは「法的解決、示談交渉を求める」、つまり裁判したいので弁護士さんを紹介してほしい、というご相談です。十年前はたった一％足らずだったのに、現在は毎月十五％以上に増えているのです。日本人の意識もずいぶん変わったのか、「白黒決着をつけたい、泣き寝入りは嫌だ」という国民感情の高まりを反映しているといえるでしょう。ですが、医療訴訟で日本の医療が本当によくなるのでしょうか？　訴訟を第一選択にしてしまう前に、医療者と患者双方が努力すべきことはまだまだ山積していることを、忘れてはならないでしょう。

医療不信や訴訟とまではいかなくとも、「医師の説明不足」はかなりポピュラーな相談内容です。ただし、厳密に説明不足とはいえない事例も少なくありません。ＣＯＭＬのスタッフが「本当に説明を受けておられないのですか？」とお聞きすると、実はその方は説明を受けておられるのです。ただ、内容が理解できていない、かつ納得できていないだけなのですね。それが思い込みが激しい方からの一方的な訴えになると、事実が歪められて「一切説明してくれません！」という相談になってしまう。やはり、患者と医療者の間には深くて大きな川が流れていると、改めて痛感いたします。

また、医療費に関してですが、少なからず困惑する相談内容が見受けられます。例えば、病院の受付にいる方に「不正請求ではないか」と聞いても「いいえ、不正請求ではありません。間違っておりません」という返事しかもらえなかったので、COMLにいらして、「月に二回同じ治療を受けているのに、何で医療費が違うのですか？不正請求ではないですか？　調べてほしい」とのことなのですが、治療の内容がわからないのに、COMLが説明することは残念ながらできないのです。このように、病院窓口できちんと確認すれば問題ない趣旨のご相談もあります。

あなたは医療に何を求めますか？

相談内容のニーズには大きな世代間格差が存在します。まず七〇～八〇歳代の高齢者の方は、親切丁寧に優しく親身になってほしいというのが一般的です。もちろんすばらしく自立的な高齢者の方もおられますから、高齢者ということだけでひと括りにすることはできませんが、一般論としては「親切に・優しく」がキーワードです。

次は五〇～六〇歳代です。私もこの世代に入りますが、癌の好発年齢もしくは生活習慣病にかかりやすい年齢であること、そして八〇歳以上の親を介護する家族の立場を反映してか、最も相談内容が濃く、厚い年齢層となっております。この世代は医療に何を求めるのでしょうか?「親切に・優しく」は当たり前のように求めます。それに加えて、「私が納得できる根拠に基づいた情報がほしい。それが私たちの権利です」という考え方が見られます。愛情不足で育った団塊の世代は人間関係、コミュニケーションを求める傾向にあります。またこの世代は最も向上心が強く、マスコミが描くところの「主体的な自己決定能力を持った賢い患者」になりたいという、行動変容願望を強く持っています。総じていうと、根拠に基づく情報やコミュニケーションが五〇~六〇歳代のニーズです。ある意味、この世代は理想と現実のジレンマに非常に苦しんでいるのかもしれません。自分が「なるほど」と納得できる情報を必要としているということを、私自身も患者になって改めて感じます。

ところが三〇~四〇歳代では、ここまでの傾向がガラリと変わります。コミュニケーションや人間関係は面倒だからいらない、情報だって自分で入手できるから結構ですという感じになるのです。では何を求めるのかというと、「完璧と正解」です。マークシート感覚といいますか、五つの選択肢の中に必ず正解が一つあるように医療にも正解があると考えるのですね。実は医療に正解はないのですが、正解があって当たり前、かつ完璧でなければならないと思い込むわけです。さらに二〇歳代はというと、マニュアルを求めておられます。団塊世代である親の教育の賜物なのでしょうか、例えば三か月の赤ちゃんを抱っこするとき、「頭は右手、左手どちらで支えるのですか?」と聞いてこられます。

こういったことはよい・悪いではなくて、多様なニーズと意識が一般社会や医療現場に浸透していることの表れです。ですから、その多様性と向き合わざるをえない医療者は、極めて高いコミュニケーション能力を身につけなくてはならないということになります。医療者にとっては本当に厳しい時代です。

医療だけでなく患者も変わろう!

しかしその一方、実は医療を受ける私たち患者側も、医療消費者としての意識を高める必要があります。医学用語では病識と呼びますが、自分が病気の持ち主であるという「自覚」を持ち、そしてどういう医療を受けたいのかという意思表示がその一つです。乳癌患者の私は治療を望みましたが、同時期に乳癌になった友人はすべての治療を拒否するという自己決定を行いました。

さらにその意思を医療者に伝え、言葉を捜しながらその可否をやりとりして、信頼関係を築いていきます。そのためには患者側もコミュニケーション能力を会得しなければなりません。

そうなると一人では不安になり、次第に思い悩むようになってしまいます。そこで私が言いたいのは「どうかお一人で悩まないでください。誰かに相談してください」ということなのです。明日からでも誰かに相談するための行動を皆さんが始めてくださったら、と願っております。

とはいえ、今は患者側が医療現場に声を届けられるような時代になりつつあります。この十年間、私はＣＯＭＬの代表として、医療現場に三つのことを求めてまいりました。昨今はそのすべてが徐々に実現に向かいつつあるので、うれしく思っています。まず一つは「医療情報コーナー」です。院内に患者が利用できる図書室を設置するという発想です。お医者さんと三分しかお話できない不安や感想を、こうしたスペースを利用して自分の病気のことを学んだりあるいは仲間と話し合うことで、少しでも解消してほしいと考えております。そして次は「よろず相談窓口」です。私は以前、厚生労働省の医療安全対策検討会のメンバーでしたが、最初から最後まで口を酸っぱくしてお願いしたのが、「病院や地域に相談室をつくってほしい」ということでした。

それが二〇〇三年の四月から実施されはじめました。大病院では必ず相談窓口を設置することになりましたし、保健所の中にも設けられるようになりました。皆さんもどうかお一人で悩まずにそういう相談窓口をどんどん利用してください。

そして最後が「チーム医療」です。ある病気を治療するとき、実はお医者さん自身がかかわるのは全体の三〇％です。残りの七〇％は、看護師や薬剤師などさまざまな国家資格を持った医療の専門家がかかわります。つまり、私たち患者のニーズに応えてくれるのは、医師だけでなく病院という専門家が集まる機能集団ということなのですね。お医者さんのみに期待するのではなしに、生活のことなら看護師、薬のことは薬剤師、糖尿病患者であれば毎日の献立は管理栄養士、リハビリは理学療法士や作業療法士、言語療法士というように、病院には多数の専門家がいるわけです。そういうチーム医療を私たちが積極的に求めていくことが、日本の医療を変えていくきっかけになりうるのです。

私は日本の医療を変えるのは患者であると思っています。どうか皆さん方も賢い患者になって、ぜひ積極的に医療と向き合っていってください。

こんなに違う　日米の医学教育

神戸大学医学部講師・医療法人仙養会北摂総合病院理事
中野　次郎《なかの　じろう》・

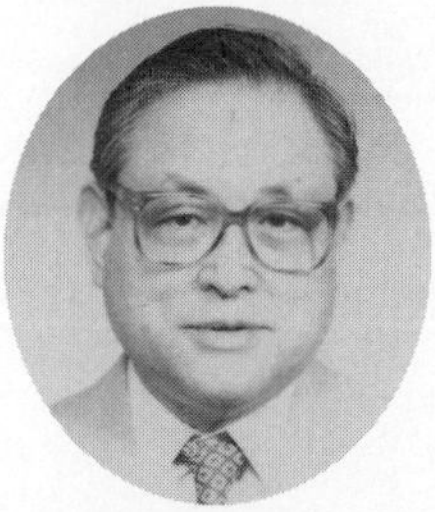

一九五〇年渡米。オクラホマ大学教授、ハワイ大学臨床内科教授を歴任。一九九三年までヒロにて循環器病クリニック開業。一九九四年～二〇〇〇年まで神戸海星病院国際内科部長。一九九六年より神戸大学医学部講師。二〇〇〇年より北摂総合病院理事、社団法人臨床心臓病学教育研究会理事。米国心臓病学会会員、他。著書に「誤診列島」「名医発見」など医学文学書十六冊。

一人の医師を養成するために多くの時間とスタッフを投入するアメリカの医学教育は、世界のトップレベルにあります。私自身も現地で医師教育に携わっておりましたが、そこでの経験を元に、日米の医学教育を比較しながらお話しいたします。また、併せて急激な市場原理の導入によりさまざまな矛盾を抱えるアメリカの医療制度についてもふれてみたいと思います。

臨床実習は大学一年から

一九〇三年、新設されたジョンズホプキンズ大学のW・オスラー内科教授が、医師教育の四段階（図1）の理念を発表しました。医師を希望する者は、まずは総合大学で四年間教養や哲学・宗教を十分学び、大学の医学部に入って四年の医学教育（図1）を受けて卒業する。卒後、さらに三年から七年間、研修医の養成教育を受ける、そして医師になっても一生医学教育を受ける制度を宣言しました。彼は、よい医師をつくるにはよい医学生を見つけなくてはならないと考えていました。医学部で学生一〇〇人の定員に二〇人しか通さない厳しさで、当時の米国医学界を驚かせました。また、オスラーはある医師会の講演で、「卒業して五年たったなら、その時点で皆さんは自分の医学知識を疑わなくてはならない」と発言し、大学で医学教育を受けても、卒後は勉強する人としない人がいるから野放しになる、だから医師に一生勉強を怠ってはならないと提言したわけです。

日米医学部への入学試験を比較すると（図2）、日本では高卒でセンター試験に合格したら即入学です。つまり、学力試験の点数が高い人たちが医学部に入るわけです。アメリカでは、総合大学を良成績で卒業して理学士か文学士の学位を取得し、さらに

米国医学教育　U.S.Medical Education

①一般大学教育
Undergraduate (Premedical) Education.BS,BA　(4年)

②医学生教育
Medical Student Education
大学医学部、医科大学School of Medicine.MD　(4年)

③レジデンシー、臨床フェロー研修教育
Residency and Clinical Fellow Training at Ama-Approved Hospitals.　(3～7年)

④生涯持続医学教育
Continuing Medical Education at Ama-Approved Hospital Programs.

図1

日米の大学医学部入学試験の流れ

日　本	アメリカ
①高校卒業または大検合格 ②センター筆記試験合格 ③（口頭試験のある医学部もあり） →主として筆記試験でよい成績をとれば医学部入学	①総合大学卒業（学士号を取得） ②ＭＣＡＴ試験合格（800点中650点以上） ③総合大学成績(平均Ｂ＋以上) ④論文「なぜ医師になりたいか」 ⑤推薦状３通（医師・牧師・先生） ⑥口答試験（インタビュー形式） →上記の事項を満たした学生のみ医学部入学

図2

ＭＣＡＴというセンター筆記試験で好成績をとらなくてはなりません。そして、論文で「なぜ医師になりたいか」をきちんと述べ、さらに医師・牧師・先生などから推薦状をもらい、そして最後に口頭試験があります。それらに合格しないと、学力試験に合格しただけでは医学生にはなれないわけです。ですから、筆記試験で合格しても入学させない場合がありますし、逆に口頭試験の方で非常にすばらしい学生ということがわかれば、入学許可を与えます。図２を見てもわかるように、アメリカでは医学生になるためのさまざまなハードルがあるのです。私もオクラホマ大学で口頭試験の試験官を務めたことがありますが、入学希望者の資質を判断するには、学力試験だけでなくインタビュー形式の選考も大切であることがよくわかりました。

日本の医学部教育は原則六年制です。そのうち四年次・五年次に内科などの臨床医学を主として講義形式で履修しますが、オスラーの考えではなるべく講義を少なくして、臨床教育を多くすることを強調しています。医学生がベッドサイドで患者を診ながら医学教育を受けることで、医学のアート（技）を得て、またインフォームド・コンセントができるような医師へ成長していくのです。

それに比べて、日本では臨床実習の機会が非常に少なく、大学六年の間でも少しだけです。医学部卒業後は国家試験を受け、合格すれば生涯医師免許状を授与され、そのまま研修医になって医療現場に出てしまいます。ですから、臨床経験は圧倒的に足りないといってもよいでしょう。

米国医学生の教育カリキュラムを見ると、ハーバード大学では医学部一年生のときから、すぐに外来患者を受け持たせて問診や検診の臨床実習を毎週させ、フィードバック方式で教えます。二年生になるとさらに実習時間が増え、三年生になるとクラークシップつまり学生医師として、研修医並びに指導医の監督の下に患者を診療し、カルテを書き、治療のすべてに携わります。特に重視されるのがカルテの書き方で、教官が添削して指導します。そして四年生の終わりには研修医とともに宿直するほどに経験を積んでいきます。こうしたすばらしい医学教育が、医師としての実力を育むのは当然といえるでしょう。

一方、日本の医療現場でカルテ開示が進まないのは、病院のカルテ内容があまりにも貧弱であるという理由もあります。日本の医学生には理系思考の人間が多いため、カルテの書き方や問診、インフォームド・コンセントなど数式に当てはまらないことに苦手意識を持ってしまうのではないでしょうか? また、正確な診断の七五%は詳しい問診から得られる、というほど問診は重要な診療項目ですが、日本では十分に話をしないで検査にすぐ移行しがちです。そうすると間違った診断につながり、非常に未熟かつ初歩的な医療過誤を引き起こす結果をもたらしやすいのです。

こんなに多い教育スタッフ

医学教育には質量ともに優れた人材の確保が不可欠です。図3で日米医学部の教育スタッフの数について、内科を例にして比べてみました。これを見ると、日本の医学部は内科教授が四人です。ところがアメリカでは、規模の小さいハワイ大学でさえ二二人の内科教授がいるわけです。日本の約五倍ですね。そしてエール大学は六六人、さらにハーバード大学やコロンビア大学なら一〇〇人もの内科教授がいるのです。さらに、教授の下に准教授という日本にはな

日米の医学部の内科スタッフ数を比べると（1999年のデータ）

	エール大学	デューク大学	ハワイ大学	日本の某国立大学
内科主任教授	1	1	1	0
内科名誉教授	6	?	1	?
内科教授	66	51	22	4
内科准教授	53	65	20	0
内科助教授	71	77	35	4
講師、教官	13	54	?	8
臨床内科教授	29	?	18	14
臨床内科准教授	115	?	71	0
臨床内科助教授	225	?	160	3
臨床内科教官	144	?	19	0
臨床内科講師	45	?	?	20

図3

い役職が置かれています。

臨床内科教授とは、開業医の先生たちに大学病院に来てもらって医学生を指導してもらう教授たちです。この臨床内科教授をはじめ、「臨床内科〇〇」の肩書きを持つスタッフは基本的に無給のボランティアです。そのため交代しながら一週間に四〜六時間を費やしてベッドサイド医学生教育を行います。この外部スタッフは非常に数が多く、二人の医学生に一人の教官がついて、フィードバック方式で非常に厳しく教えます。ですから、教室での講義と違って学生がサボることはほとんどありません。

このような医学教育には、当然ながらたくさんの予算がかかります。なぜそれができるかというと、アメリカは医学教育への社会的関心がとても高く、多大な寄付がよく行われているからです。そのため、私立大学はもちろん、州立大学でも寄付なしには医学部を運営できなくなっています。

充実した研修医制度と厳しい卒後教育

そして、特筆すべきは研修医（レジデント）制度です。以前、アメリカは医学部を卒業すると実習生（インターン）として医療現場に入りましたが、医学部での臨床実習が非常に発達したためインターン制度はなくなり、現在はすぐにレジデントになります。図4、5はアメリカの研修医養成制度を表にしたものです。これは内科の場合ですが、一年次・二年次・三年次と三年間レジデントとして過ごします。そして、一年次のレジデントは二年次のレジデントから教わり、いちばん下の一年次は医学生に教えるという流れになっています。つまり上級のレジデントが指導医を務めるというわけです。

例えば、一年次のレジデントは必ず二・三年次のレジデントや医学部四年生とともに夜の宿直をします。また、もし一年次が難しい治療に当たったときは、すぐに二・三年次へ指導を仰いだりします。レジデントどうしは非常に真剣で激しく討論しながら交流しますから、二・三年次まで進むとすばらしい診療技量を持つことができるのです。また、レジデント全体を監督する教授たちも、三年次のレジデントを非常に重く見ています。オスラーは「教えることがいちばん勉強になる」と強調しましたが、まさにそういう仕組みになっているのですね。

ただし三年間のレジデントを終えればすべて終了、というわけではありません。もし内科の専門医を目指すならさらにプラス三年、外科医ならプラス五年、そして心臓外科ならプラス七～八年をレジデントとして過ごさなくてはならないのです。時間をかけて高度の技術を有する専門医を養成していることがおわかりいただけると思いま

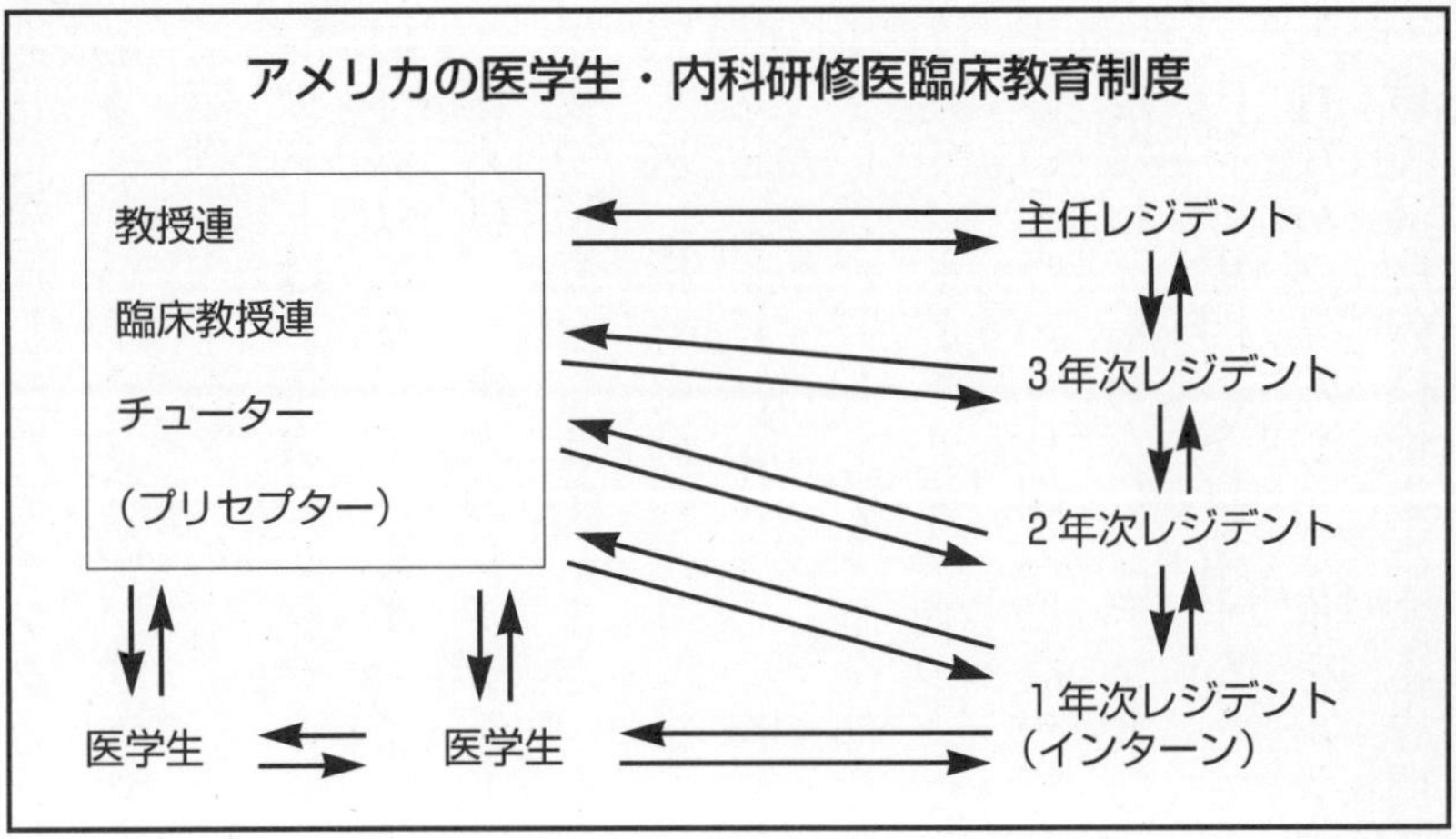
アメリカの医学生・内科研修医臨床教育制度
教授連
臨床教授連
チューター
（プリセプター）
主任レジデント
3年次レジデント
2年次レジデント
1年次レジデント
（インターン）
医学生
医学生

図4

アメリカの研修医養成制度の概要

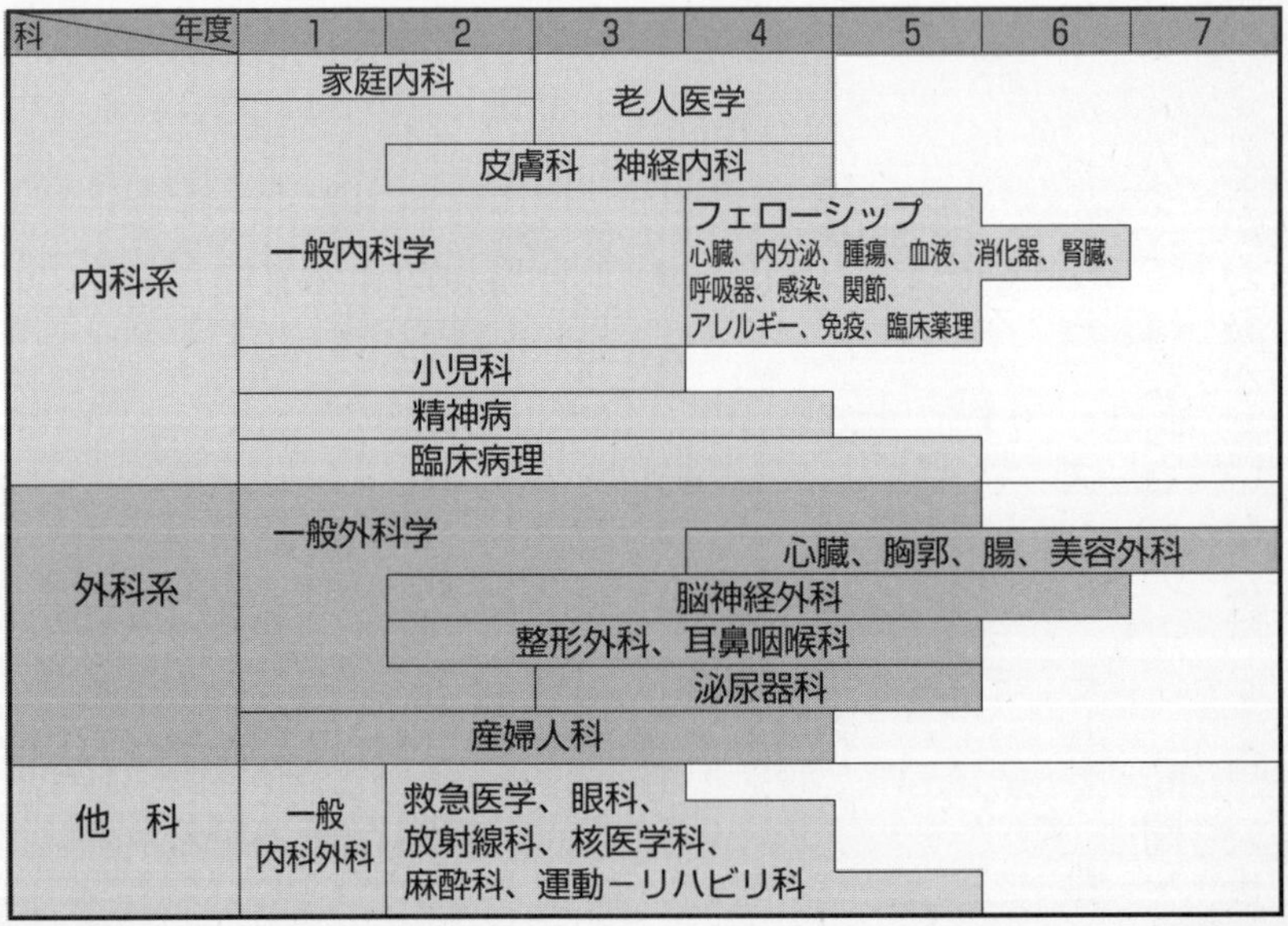
科
年度
1
2
3
4
5
6
7
内科系
家庭内科
老人医学
皮膚科　神経内科
一般内科学
フェローシップ
心臓、内分泌、腫瘍、血液、消化器、腎臓、
呼吸器、感染、関節、
アレルギー、免疫、臨床薬理
小児科
精神病
臨床病理
外科系
一般外科学
心臓、胸郭、腸、美容外科
脳神経外科
整形外科、耳鼻咽喉科
泌尿器科
産婦人科
他　科
一般
内科外科
救急医学、眼科、
放射線科、核医学科、
麻酔科、運動－リハビリ科

図5

す。こうした厳しいシステムを通った人たちの医療技術が優れているのはいうまでもないでしょう。ですから、アメリカでよい医者を見つけるのはそんなに難しいことではないのです。一方、日本では、一般内科の場合は二年間の研修医制度が実施されますが、二年間ではちょっと足りないと思います。最近、アメリカでは一般内科のレジデントを四年以上としていますが、さらに図6で示されたように、日本では医師国家試験を通ると、終身の医学免許状をもらえます。それ以後はもう持続して教育を受ける必要はありません。ところが、アメリカは医師免許が更新制

日米医学教育・資格試験の比較（内科医）

日本	アメリカ
高校（３年）	高校（３年）
大学医学部入学試験	一般大学入学試験
（大学医学部） 教養・基礎（２年） 基礎（２年） 臨床（２年）ポリクリ	（一般大学） 一般大学授業（４年） 卒業　BAまたはBS授与
	大学医学部入学試験
	基礎（２年）…問診
国家試験	国家試験第１部（基礎）
研修医（医局） 終身医師免許状下付 持続医学義務教育なし	臨床（２年）…カルテ、宿直
	国家試験第２部（臨床）
	一般内科研修医（１年）
	国家試験第３部（臨床実地）
	３年間医師免許状下付
	一般内科研修医（２年）
	内科専門医資格試験
	超専門医研修医（３年）
	超内科専門医資格試験
	医学持続義務教育（毎年50時間） 医師免許３年ごとに再申請

図6

なので、レジデントを終えても三年有効の医師免許状しか取得できません。毎年五〇時間の医学持続義務教育を、医師免許取得後三年ごとに更新しなくてはならないのです。ですから、一般にアメリカの医師はものすごく勉強します。また、病院内には医師資格審査委員会というのがあって、ほんの一例ですが、その病院に雇われている外科医が五年の一般外科と三年のレジデント教育しか経験がなかったとしたら、彼には絶対に心臓外科の手術はさせません。医療事故を防ぐために院内に設置された委員会が、非常に厳しく医師を審査・監督しているのです。

※注記：日本の研修医制度について
　現在、日本の研修医制度は始まったばかりです。総合病院や一般の診療所で医学部の学生を実習させるというプログラムですが、医学部六年生で二か月間という期間の短さが問われています。

　また、二年間の卒後研修教育についても、内科・外科・小児科・産婦人科などすべての診療科において教育・研修が義務づけられました。しかし、指導医に払う経費など予算的な問題があり、また診療報酬と教育経費の関係など、解決すべき事項は少なくありません。

社会的背景に影響されるアメリカ医療

　ここまでお話してきましたが、アメリカの医療を考えるうえで、その社会的背景を抜きに理解することは難しいと思います。そこで少々テーマは変わりますが、アメリカ社会と医療の関係についてお話しいたしましょう。

三谷先生のお話（P36）にもございましたが、基本的に、アメリカでは民間会社の医療保険に加入して医療を受ける仕組みになっています。他には、六五歳以上の高齢者と障害者を対象にしたメディケア（公的老人医療保険制度）があり、低所得者層はメディケイド（医療扶助制度）を利用します。メディケイドは保険料や医療費を払えない方たちすべてを対象にしています。ですが、最近は不法移民や貧困者、ホームレス、囚人の数が激増したのに伴い、メディケイドの利用者が増加してきました。働いて保険料を支払わなくてもメディケイドの恩恵は受けられるというわけで、無保険者の数が激増しています。

また日本は国民皆保険ですから「健康保険には必ず加入する」という考えが浸透していますが、アメリカ人は「病気にかかりにくいと入らない」という確率で医療保険を考えます。ですから、病気にかかる率が一般に低い若年者は保険に入らないことが多いのです。

さらにアメリカで問題になっているのは、医師（特に産科・小児科・外科）や看護師の志望者が非常に減っていることです。そうなると病院経営が上手くいかなくなり、その対策として多くの病院で医療抑制が行われました。例えばお産の患者さんは一〜

二日で帰宅させるとか、軽い手術の患者さんなら術後四日で退院させるなどの処置をとったのです。病院のDRGは、病気の内容によって入院日数が決まっていますから、入院日数五日の病気が六日に延びれば一日分は病院が負担しなくてはいけないのですね。ですからよい病院とかよい医者が経済的に損をして、少なからぬ数の病院が倒産していきました。

市場原理がもたらしたもの

こういった状況を利用したのが、医療保険を運営する保険会社です。保険料を安くして加入者をどんどん増やしました。ですが、廉価な医療保険の加入者には医師や治療を選ぶ権利が全然ありません。例えば、難しい検査は適用外だったり高価な薬は使えないなど必要な医療をとことん削り、患者の数を増やすことで病院の収益を上げさせるようにしたのですね。まさに「医は算術」を地でいくやり方で、今では保険会社がすべての病院を経営しているといっても過言でありません。

このように、アメリカは市場原理をもって医療費を少なくしようと試みました。医者の数を増やせば競争するから医療費は減るだろうと、医学生の定員数を一〇%増やしたこともあります。その結果、医療費は非常に高くなり、現在は大きな間違いだったといわれています。

市場原理の弊害はそれだけではありません。例えば癌治療に必要な検査をしても、高価なので保険会社がなかなか医療費を支払わない。当然、医者は非常に困り政府や保険会社に対して訴訟するというケースが増えています。また、保険会社が病院経営の一環として看護師の定員数に関するマニュアルをつくり、その結果、看護師の労働時間などが軽視されストライキが起きるというケースも珍しくありません。最近ではハワイ大学病院で看護師の三か月ストがあり、労働問題にまで発展しています。

アメリカの医療は確かに世界の最先端ですが、実際の医療現場では市場原理の急激な導入によって、さまざまな矛盾が噴出しています。日本の医療制度を考えるとき、この点を考慮して、長期的な視野に立った改革が望ましいと考えます。

これからどうなる? 日本の医療

社団法人臨床心臓病学教育研究会副会長・医療法人仙養会北摂総合病院院長
木野 昌也・きの まさや

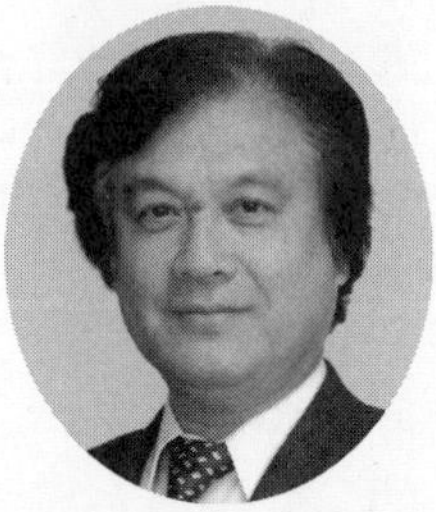

一九四七年生まれ。一九七一年大阪医科大学卒業、一九七三年ハーバード大学留学、ボストン・ベス・イスラエル病院などで内科・循環器内科の臨床研修修了。帰国後、大阪医科大学第三内科医局長を経て、一九八六年より医療法人仙養会北摂総合病院院長。米国心臓病学会会員、米国内科学会会員。日本内科学会認定内科専門医指導医、日本循環器学会認定循環器専門医、大阪医科大学内科学臨床教育教授。

日本経済が長期低迷を続ける中、私たちの暮らしを守る医療制度は今、大きな岐路に立たされています。一方、日本は世界一の健康福祉国家になり、国民が医療に求めるものは「量から質」へと変わりつつあります。そこで、シンポジウムのまとめも含めて、「日本の医療はこれからどうなるのか?」というテーマでお話しさせていただきます。

医療は社会的に不可欠なサービス

今回のシンポジウムを企画するに当たり、皆さまからさまざまなご意見をお寄せいただきましたが、医療に関する問題は、一対一の人間関係にまつわるさまざまな誤解や期待外れとか、最終的にはそうしたところに根付いていると思います。また私たち医療関係者だけでなく、患者さんである皆さん方、あるいは国や自治体の関係者の方々といったすべての人たちも問題を抱えておられます。結局、どのような社会システムであれ、「医療」とは一人の患者さんと一人の医師・看護師という一対一の関係にあると痛感いたしました。

医療はサービス業の一種ですが、お金がなくても我慢できる娯楽サービスとは根本的に異なります。水や電気と同様、いわばすべての人にとって不可欠な社会的共通資本なのです。お金の有無によって基本的な医療の内容が制限されることはあってはならないのです。もちろん、医療の経営主体が必ずしも国公立である必要はありません。電気・ガス・交通機関などが民営中心に運営されるのと同様、民間の医療機関が主体になって医療を提供する体制が望ましいといえるでしょう。社会共通資本として医療機関の質を確保し、そしてさらに良質の医療機関が永続できる制度づくりは必須のものなのです。

現在、医療分野の規制改革案として、①株式会社による医療機関経営の解禁、②保険・保険外診療の併用（混合診療）、③コンビニエンスストアなど一般小売店での医薬品販売、④医療分野への労働者派遣の適用、の四項目が「骨太の方針」として閣議決定されています。これらの案は日本の医療提供体制を根本的に変えてしまうほどの重要な意味を含んでいます。

そこで、改革がもたらすメリットとデメリットの両方を考えるという意味で、日本の医療制度のことはもちろん、これから日本が取り入れようとしているアメリカなど欧米諸国の医療体制についても十分に知っておく必要があると考えます。そこで、シンポジウムのまとめも含めてお話ししていきたいと思います。

各国の社会保障制度を比べてみると

欧米や日本などの先進諸国では、社会保障制度は図1のような三つのモデルに大別されます。まずAの普遍主義モデルというのは、国営の医療制度です。非常に平等な制度ですが、当然医療費の財源は税金です。例えばスウェーデンでは、所得に対する税金と社会保障費の負担率が七六・五％にも達します（二〇〇〇年）。医療はすべての国民にひとしく提供される代わりに費用負担が極めて大きく、医療を受ける自由はかえって制限されるという欠点があります。イギリスでは五一・二％の負担率（二〇〇〇年）でしたが、国営医療制度（ＮＨＳ）の財政難が深刻化したため、税金だけに頼らず医療費分の国家予算を増額して賄う方針に転換しています。

Ｂの社会保険モデルはドイツやフランス、そして日本が代表的です。社会保険を中心に皆さん方の保険料で運営されるモデルですね。保険料の額は所得によって異なるため、それに比例して医療給付の内容も変わってきます。社会保険ですから国の医

先進諸国における社会保障のモデル

モデル	特徴	例
A．普遍主義モデル	・租税中心 ・全住民対象 ・平等志向	北欧（スウェーデンなど） イギリス（→Cに接近）
B．社会保険モデル	・社会保険中心 ・職域（被雇用者）がベース ・所得比例的な給付	ドイツ、フランス、 日本（→Aに接近→さらにCに？）
C．市場重視モデル	・民間保険中心 ・最低限の国家介入 ・自立自助やボランティア	アメリカ

（広井良典：21世紀の社会保障政策の方向、病院Vol. 60 No.11：939-942，2001,一部改編）

2003 JECCS夏期大学（木野）

図1

療費負担はAほどではありませんが、それでも税金と社会保障費の負担率は、ドイツが五六・五％、フランスは六四・八％となっています（二〇〇〇年）。

そして、Cがアメリカ型の市場重視モデルです。三谷先生や中野先生のお話（P36・86）でも触れられましたね。国はほとんど介入せず、公的には六五歳以上の高齢者と障害者が対象のメディケアと、低所得者を対象にしたメディケイドがありますが、大多数の国民は民間の医療保険に加入します。それでも予想をはるかに超える医療費支出により、財政再建を迫られています。一般層に対する医療保険法案はたびたび議題にのぼりますが、財界の反対で実現できていません。そして現在、民間保険に加入できない、四四〇〇万人（総人口の十六・三％）もの無保険者の存在が社会問題になっています。このようなアメリカでさえ、所得に対する負担率は税金二六・二％・社会保障費九・八％の合計三五・九％と、決して低いわけではありません。

それでは、日本はどうでしょうか？ 所得に対する負担率は税金二〇・九％・社会保障費十五・二％の合計三六・一％（二〇〇三年）と、国民の負担はまだまだ低い方です。ですが、政府はこれに十一％の財政赤字分をさらに上乗せした数字四七・一％を潜在的国民負担率と位置づけ、五〇％以下までなら負担増もやむなしという方針です。つまり、医療が低迷の続く日本経済復興の手段になろうとしているのです。そして医療を民営化し市場主義を導入することで、民間会社にビジネスチャンスを与えようとしているのです。これは、従来の国民皆保険制度を捨てて、アメリカ型の市場重視モデルに転換することを意味します。その結果どうなるのかについては、三谷先生のお話（P36）で詳しく述べられております。

日本の医療費を国際的に見ると

図2は日本と欧米先進諸国の税金および社会保障費を、国民負担率で示したものです。医療を個人の自由に委ねるアメリカでさえ約三六％、そしてイギリス、ドイツ、フランス、スウェーデンは非常に大きな負担となっています。制度に違いはあっても、医療にはお金がかかることがおわかりいただけると思います。

そして図3は、日本の国民医療費の推移を国民所得との対比で見たグラフです。確かに昭和三〇年ごろから国民医療費は大幅に増えています。しかし、私たちの国民所得も同時に増えていますから、対国民所得比は七・九八％にとどまります（平成十二年度）。さらに図4は、GDP（国内総生産）に対して国民医療費がどれだけ遣われているかを国別に見たものです。アメリカが断トツの十四％で、日本は三〇兆円も遣っ

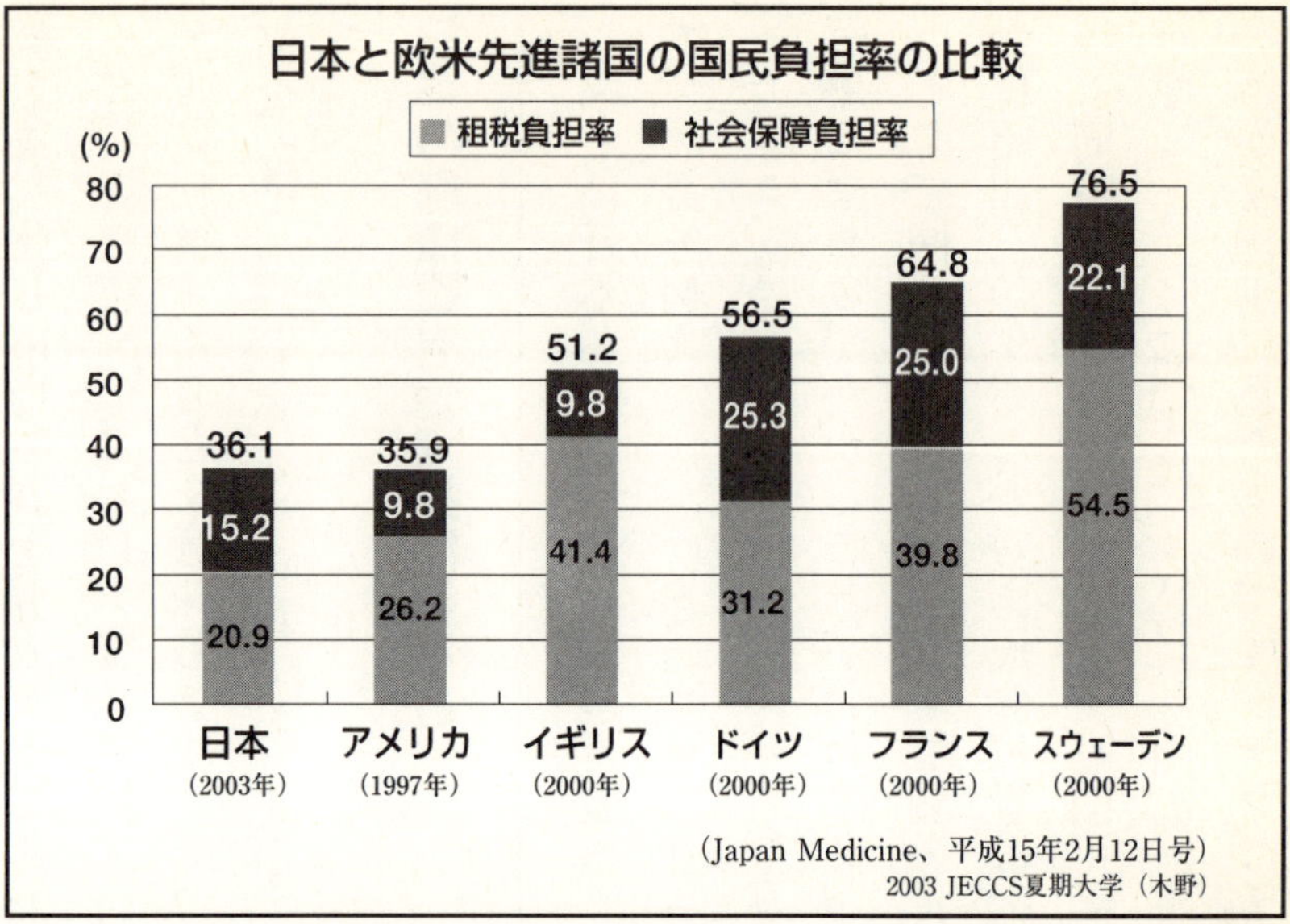

日本と欧米先進諸国の国民負担率の比較
租税負担率
社会保障負担率
(%)
80
70
60
50
40
30
20
10
0
36.1
15.2
20.9
35.9
9.8
26.2
51.2
9.8
41.4
56.5
25.3
31.2
64.8
25.0
39.8
76.5
22.1
54.5
日本
(2003年)
アメリカ
(1997年)
イギリス
(2000年)
ドイツ
(2000年)
フランス
(2000年)
スウェーデン
(2000年)
(Japan Medicine、平成15年2月12日号)
2003 JECCS夏期大学（木野）

図2

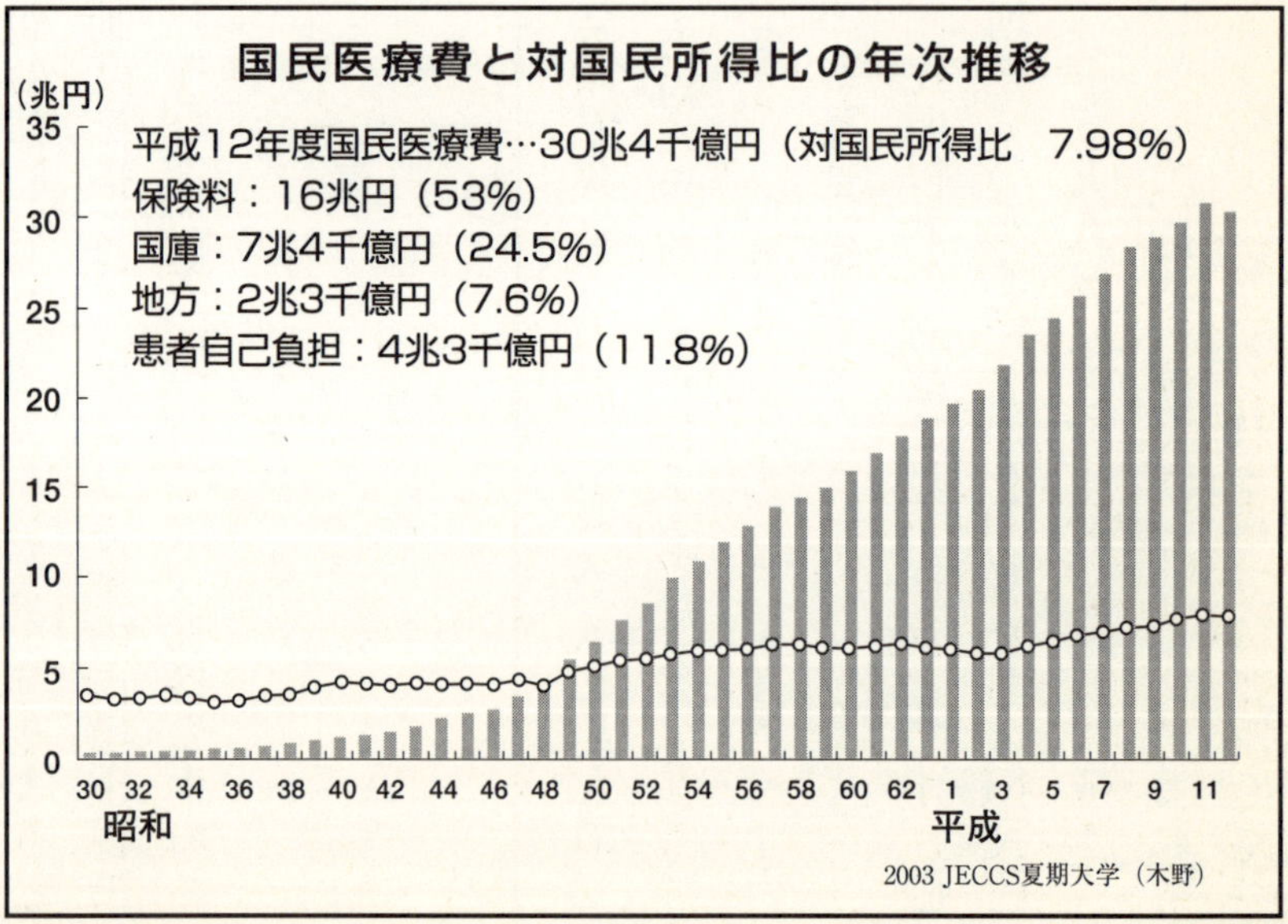

国民医療費と対国民所得比の年次推移
(兆円)
平成12年度国民医療費…30兆4千億円（対国民所得比 7.98%）
保険料：16兆円（53%）
国庫：7兆4千億円（24.5%）
地方：2兆3千億円（7.6%）
患者自己負担：4兆3千億円（11.8%）
35
30
25
20
15
10
5
0
30 32 34 36 38 40 42 44 46 48 50 52 54 56 58 60 62 1 3 5 7 9 11
昭和
平成
2003 JECCS夏期大学（木野）

図3

ているのに七～八％前後です。先進Ｇ７各国の平均が九・三％、そしてＯＥＣＤ（経済開発協力機構）の二八か国全体では七・八％となっています。

はたして日本の医療費は多いのでしょうか、少ないのでしょうか？　さまざまな見方があると思いますが、そこには日本という国が医療をどれだけ重要視しているのかが問われているのです。皆さん方もぜひ考えてみましょう。

なお、医師の立場から申し上げると、図５の平均健康寿命は日本が断然一位です。これはいろいろな要因がありますが、このデータについては医療関係者の努力も認められるべきでしょう。さらに図６で健康の達成度を見ると、日本は健康寿命が一位・

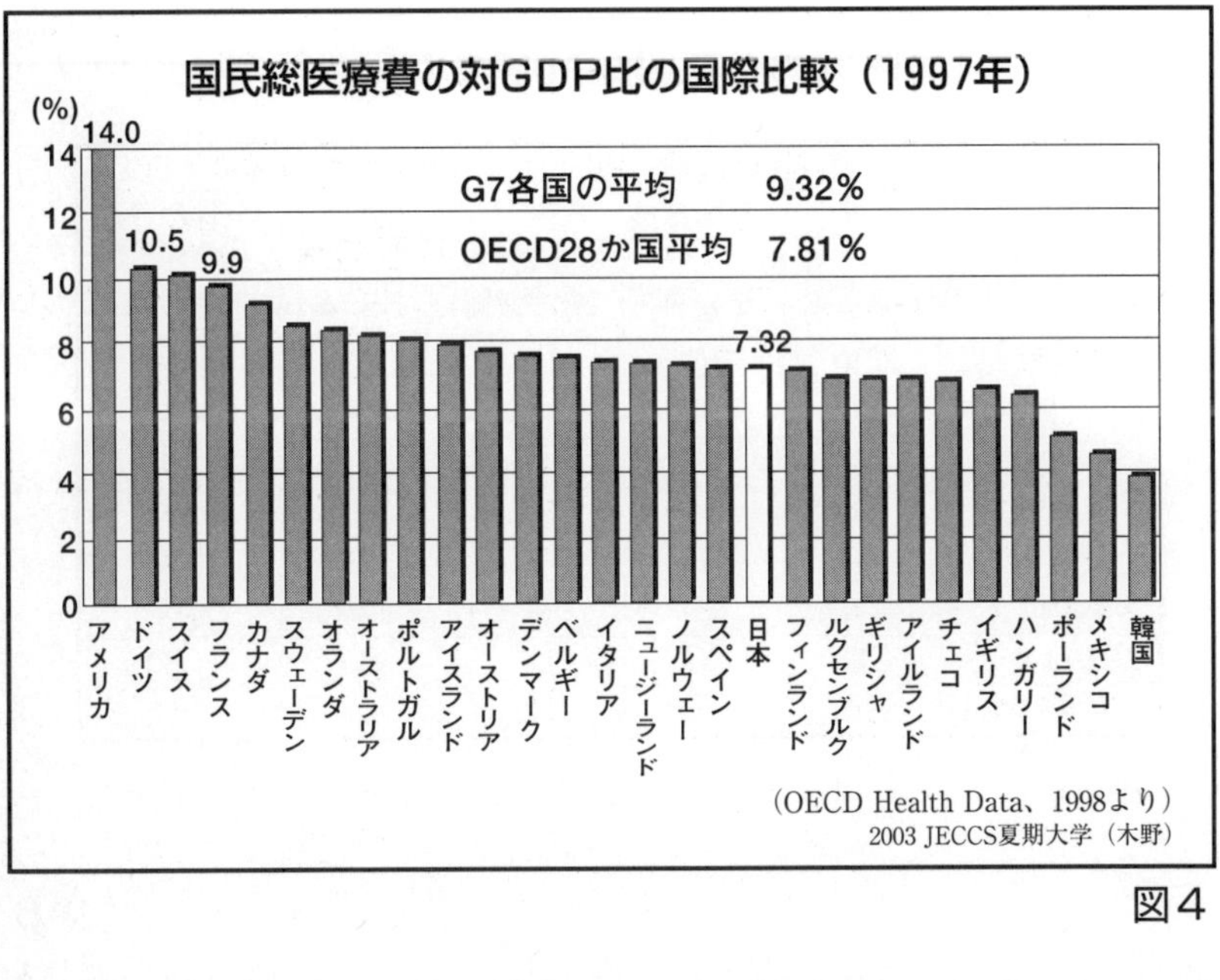

図4

各国の平均健康寿命の比較

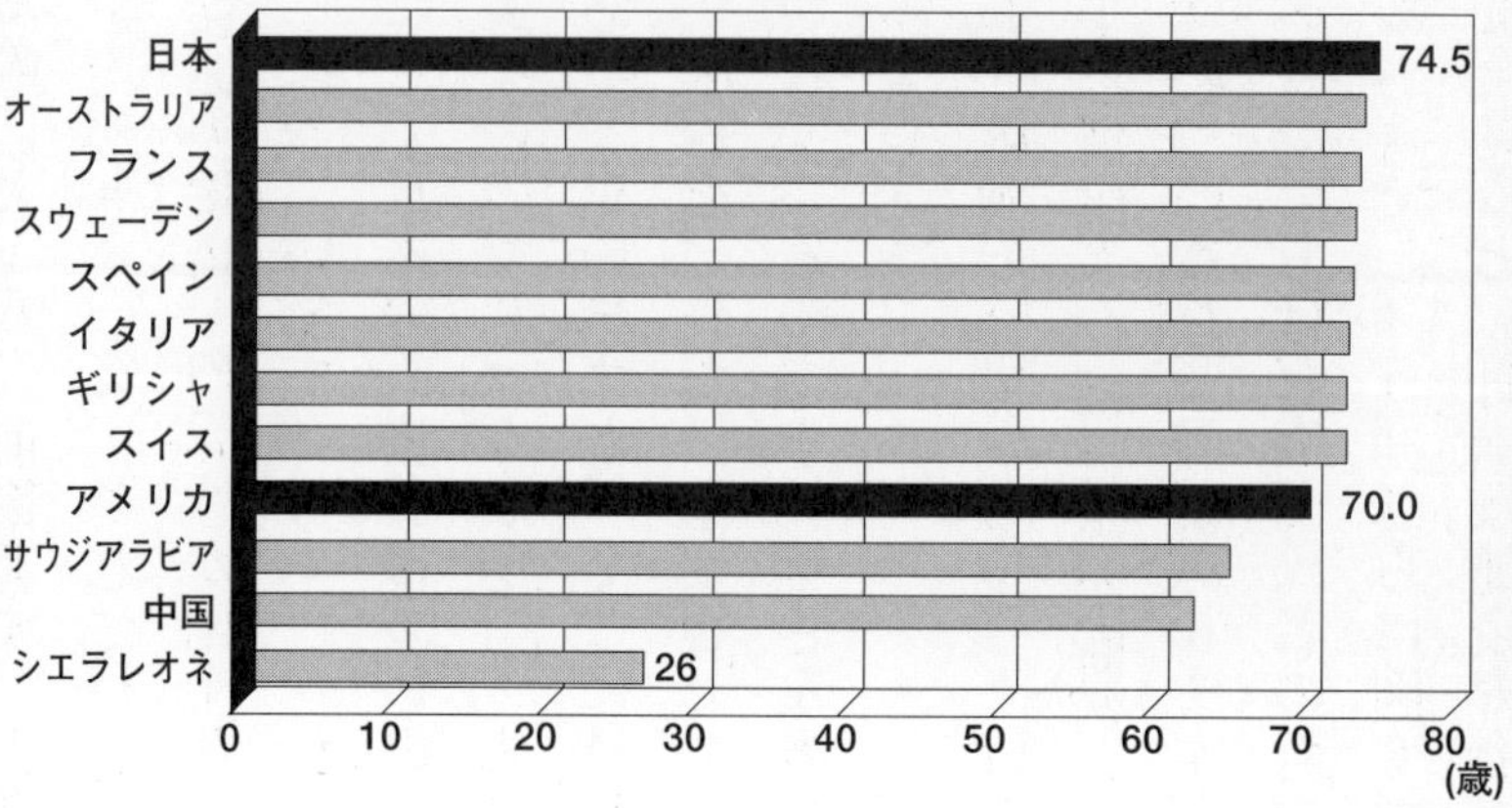

(2000年6月4日　WHO発表)
2003 JECCS夏期大学（木野）

図5

日本の医療と外国の医療の比較

	世界保健機関（WHO）			経済協力開発機構(OECD)	
	健康達成			一人当たり国内総生産(GDP)(1998年)	総医療費と国内総生産との比(1998年)
	健康		健康達成度の総合評価		
	健康寿命	平等性			
日本	1位	3位	1位	5位	18位
オーストラリア	2	17	12	17	7
フランス	3	12	6	12	5
イタリア	6	14	11	16	14
カナダ	12	18	7	18	6
イギリス	14	2	9	14	21
ドイツ	22	20	14	8	3
アメリカ	24	32	15	4	1

（日本医師会の医療構造改革構想、2001年4月発表）
2003 JECCS夏期大学（木野）

図6

平等性が三位で、WHOの評価では健康達成度の総合一位です。そして、いかにお金を遣わないで上手に制度を運営しているかという評価（十八位）も、国際的に獲得しております。

医療にかかるコストはどのくらい？

日本の医療関係者は約三二〇万三〇〇〇人です。その内訳は、医療機関（歯科含む）二五六万八〇〇〇人、老人保健施設七万三〇〇〇人、訪問看護ステーション九〇〇〇人、保険調剤薬局二二万五〇〇〇人、製薬メーカー十五万五〇〇〇人、医薬品卸業六万九〇〇〇人、医療用具四万六〇〇〇人、検査会社二万八〇〇〇人、その他三万人となっています。

この方々の人件費を、日本の全産業の従事者一人当たり平均賃金を元に計算すると、十五兆八七一八億円になります。さらに、必要経費として福利厚生費一兆七九三五億円、管理費総額十一兆二三七六億円、外部購入費用三兆一六四三億円を加えると、合計で三二兆六七二億円です。そして、医療が電気や鉄道など他の公的サービスの平均並み経常利益を得られる価値があると仮定して、その経常利益（再生産費用）を試算します。すると図7のように、合理的再生産費用は八兆一六七七億円と見積もられます。

そして三二兆六七二億円＋八兆一六七七億円で、四〇兆二三四九億円。つまり、日本の医療を公的事業として運営するには四〇兆二三四九億円もの費用が必要なわけです。現在、日本の医療費は年間約三〇兆円ですから、すでに約十兆円不足していることがおわかりでしょう。それどころか三〇兆円という医療費では、最低限コストである三二・一兆円すら賄いきれていないのです。このように、医療関係者への給与も払いきれていないという由々しき現実を、皆さんにはぜひご記憶いただきたいと思います（※）。

図8で医療費に関係する日本の財政事情を参考まで示しましたが、いうまでもなく、質の高い医療にはそれ相応の医療費がかかります。医療にかかるコストのうち、最も大きなものはやはり人件費です。医師・看護師・薬剤師・検査技師・放射線技師・理学療法士・栄養士・社会福祉士な

医療が本来受けるべき経常利益（再生産費用）の試算

ケース	一人当たり経常利益	医療従事者数	再生産費用
電力事業並み	3,870千円	320.3万人	12兆3,756億円
鉄道事業並み	1,539千円	320.3万人	4兆9,294億円
平　均	2,550千円	320.3万人	8兆1,677億円

図7

日本の財政事情

①国家予算支出（平成13年度）
社会保障費（約17兆円）の60%（10兆円）が、国民医療費に支出されています。

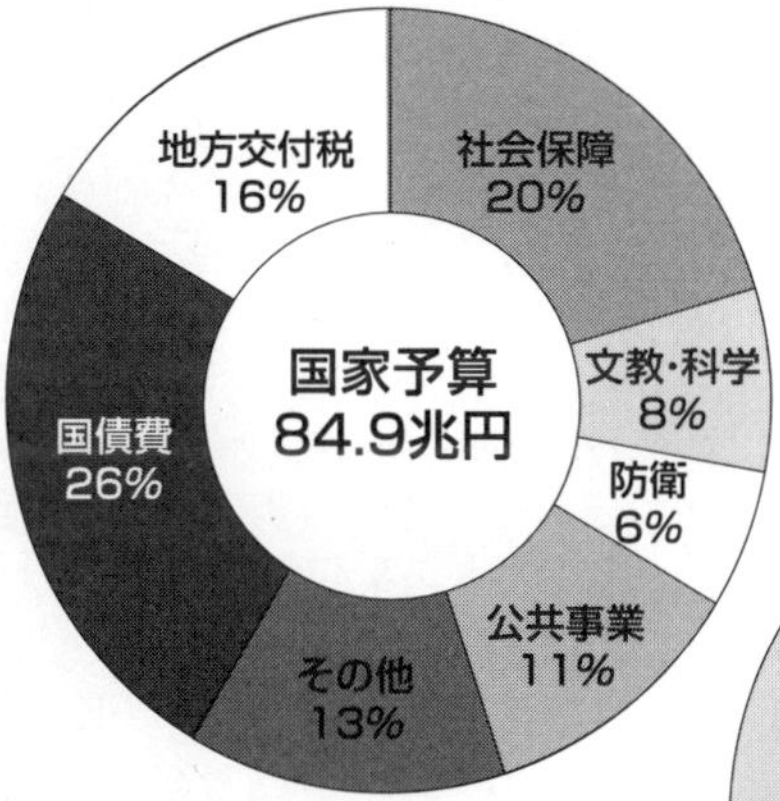

②国家予算歳入（平成13年度）

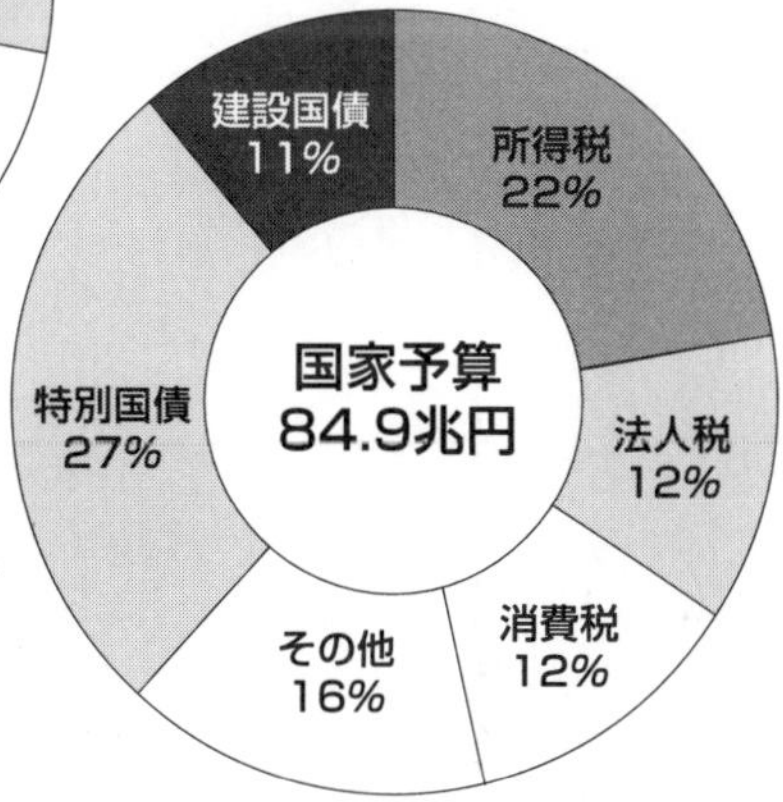

③国民医療費（平成11年度）
日本の医療費は、誰がどれだけ負担しているのでしょう？

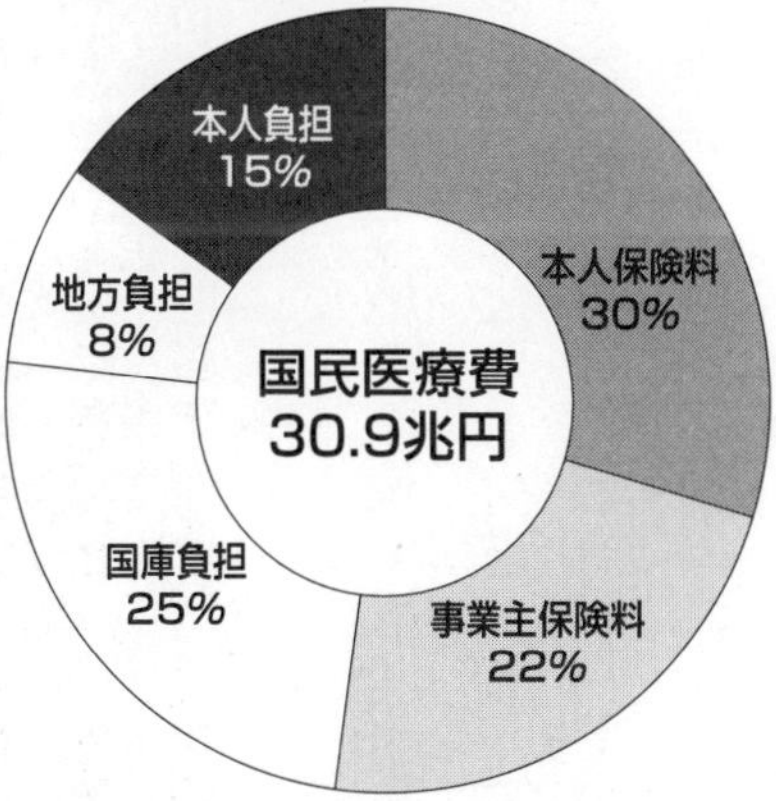

図8

ど、数多くの医療従事者に支払う給与費用は全コストの約六〇%を占めます。さらに諸経費や減価償却費、消費税を加えると必要な固定コストは約七〇%を超え、その他の薬剤費や診療材料費、委託費などの変動費用が二〇%以上となります。すると結局、最後に残る経常利益は約三~五%程度となってしまいます。

そうした状況下で、医療機関は最新の医療設備を備え、診療環境を整備する費用を捻出しなければなりません。その費用は経常利益から確保することになりますが、三~五%程度の経常利益では、築四〇年にもなる病院を改築・新築することも容易ではありません。現在、国内にある病院の約六〇%が赤字状態にあるといわれています。日本の多くの医療機関が倒産の危機にあるといっても過言ではないのです。

※合理的な医療費の計算、平成十一年三月二八日、日医総研より。

もし、株式会社が病院を経営したら

日本の医療制度では、医療費は一部を自己負担すればすべて保険から支払われます(現物給付)。また一定のルールの下に保険診療と保険外診療の組み合わせも容認されています(特定療養費制度)。そして、いつでも・どこでも・どの医療機関でも受診できるフリーアクセスが可能です。

このように理想的な医療制度も、患者と医師の一対一の医療という点では非常に問題が多くなってきました。保険財政の悪化も深刻化しています。そこで医療制度の抜本改革が提唱され、規制緩和や民間企業の活力を導入することで、もっと自由のきく医療制度への転換が図られるようになりました。それが冒頭の「骨太の方針」です。

まず「株式会社による医療機関経営の解禁」をお話しいたしましょう。日本の病院の約八〇%が医療法人による民間医療機関です。例えば事情があって病院を解散するとき、医療法人は病院の出資者に資産を分配できます。そのため、医療法人には一般企業と同一の法人税が課せられています。病院を解散させることで分配される利益を目当てに、医療機関を経営する方が日本にどれだけおられるでしょうか？　その一方で、医療経営に努力して経常利益を上げたとしても、それを出資者に分配することは禁止されています。経常利益は剰余金としてプールされ、病院の新築・改築や医療機器の購入などは、この資金を元手に行います。

株式会社は経営努力で生じた経常利益を、出資者（株主）に分配します。そして株主は企業活動で発生する利益の分配を期待して出資します。こうした株式会社の経営体制を、病院経営に導入しようとするのが「骨太の方針」なのです。当然ながら、医療法人と株式会社とでは病院設立の理念が根本的に違います。確かに、一部には悪質な医療機関が存在するのも事実です。しかしながら、経営努力の目的を医療機関の存続におく医療法人と、株主への経常利益分配におく株式会社はまったく異質のものです。市場主義のアメリカでさえ、株式会社が設立した病院の利潤追求型の企業行動に対して国内批判があると報告されています（※）。また現在、アメリカでは約六〇〇〇の病院施設がありますが、株式会社立病院は約十六％にすぎません。ほかには非営利病院が約六〇％を占めているのです。

また、保険診療と保険外診療との組み合わせの自由化（混合診療）も要求されております。確かに、お金に不自由しなければ、日本で認可されていない医療技術や医薬品を自由に利用できるメリットはあるでしょう。ですが、混合診療の導入は、国家経済がひっ迫する現状にあっては、患者側の負担を増大させ、国民医療費をさらに増加させる可能性があります。ひいては、国民間の医療格差が広がり、国民皆保険制度の崩壊にもつながりかねないのです。

そして、方針の中ではコンビニエンス・ストアなど一般の小売店での医薬品販売も問題となっています。確かに医薬品を二四時間いつでも、好きな店で購入できれば、こんなに便利なことはありません。しかしこの問題は、医療を国民生活にとってどのように位置づけるのかという根本的な問題に関わってきます。基本的には、医薬品はすべて毒薬であることを忘れてはいけません。資格のある医師、あるいは薬剤師の下に管理されるべきです。単なる利便性のために、安全性を無視できないのです。

骨太の方針の第四番目の改革案は、医療分野への労働者派遣です。医療費の最も大きな部門を占めるのは、医療職員の給与費です。給与費は医療費の実に五〜六割を占めています。今、派遣社員を採用することは一般の産業では珍しくありません。旧来、日本の会社では社員は会社に定年まで勤め上げるのが当たり前のことでした。しかし、新入社員を採用し、定年まで雇用するのに要する費用が次第に重荷になってきているのと、即戦力の人材を簡単に手にすることができるような社会情勢が背景にあると思います。会社は無駄な人件費を節約することができる、派遣会社は隆盛となり、優秀な人材はより自分に合った職場を求めて流動化する、などプラスの面があります。

しかし、このような人材派遣会社が隆盛するアメリカにおいても、人材派遣の制度そのものに対する反省が一部にあります。社員の会社に対する帰属意識が薄くなり、長期の展望に立った前向きの仕事に取り組めなくなるからです。

こうした人材派遣の考え方を医療分野に導入しようとするのが、骨太の方針の一つなのです。この考え方には確かにプラスの面もありますが、マイナスの面にも十分に配慮する必要があります。人材は医療の最も重要な財産であることを忘れてはならないと思います。

※厚生労働省・伊原和人政策企画官、平成十五年六月二四日講演より。

保険会社が管理するアメリカ医療

「骨太の方針」は今までの国民皆保険制度から、アメリカ型医療制度への移行を目指しているようです。では、アメリカ医療がどのような仕組みで行われるのかについて、中野先生のお話（P86）を補足する形でお話しいたしましょう。

アメリカはあくまで民間医療保険が中心です。民間医療保険では医療費削減のために、医療の効率性を追求するマネージド・ケア（医療管理）を徹底して行います。そのためにHMO（Health Maintenance Organization＝健康維持組織）やPPO（Preferred Provider Organization＝特約医療組織）といった組織が結成されています。HMOは保険会社と医療提供者を一定の契約でつなぐ組織で、加入者は自分の主治医を選択できますが、主治医以外の医療（専門医の受診や入院など）には主治医の紹介が必要です。そして、主治医は加入者の疾病予防や健康管理・検診にも責任を持ちます。ＰＰＯは、保険会社や会社の事業主と契約を結んだ医療者提供組織です。保険会社と医療従事者を仲立ちする役割を持ち、ＰＰＯと契約した医師や医療機関は割引出来高払いで保険会社と契約を結ぶことになります。

患者さんにとって、マネージド・ケアのメリットは保険料（掛金）や一部負担金の安さにあります。その反面、自身の加入する保険会社が契約する医療機関しか受診できないデメリットがあります。ほかにも専門医の受診制限や、契約によっては診療内容も制限され過小診療につながる場合もあるのです。つまり、自身が受けられる医療の範囲は保険会社との契約次第、言い換えれば支払う保険料の多寡で決まってしまうのです。もし、皆さんが「あなたは月々一万円の医療契約ですから、私が提供できる診療はここまでです」と医師から言われたとしたらいかがでしょう？　想像してみてください。

日本の医療はこれからどうなる？

最後にまとめに入りましょう。世界的にも、スウェーデンやイギリス、フランスやドイツ、アメリカなどといった国々は医療費問題で悩んでおります。確かに医療の進歩と高齢化により、国民医療費の増加は避けられないのかもしれません。とすれば、世界が賞賛する国民皆保険制度を存続し続けるために、日本の制度のよい部分は温存し、コスト管理などアメリカ方式の評価すべき部分は取り入れるということになるでしょう。また「骨太の方針」のように、規制緩和によって日本の医療制度を社会保険型からアメリカ型の市場主義に移行させるという考え方も確かにあるでしょう。また、制度に手を加えるだけでなく、政府によるさらなる財源の投入も必要です。例えば、消費税の社会福祉目的税化という方法は検討に値します。ともあれ、増え続ける医療費の財源をどこに求めるのか、国民全員が真剣に考えないと医療保険制度そのものが崩壊しかねません。まさに今、医療保険制度をどのような形で存続すべきかが大いに問われているのです。

どのようなシステムであれ、医療制度は「医療機関へのアクセス・医療の質・適正な医療費」の三つのバランスを保つことで成り立っているのだということを、忘れてはなりません。

これまで、医療は「量」を提供することでよしとされてきました。ですが、日本人がこれだけ裕福になりますと、医療に求められているのは量でなく「質」に変化してきております。そうなると、私たちが医療従事者として反省しなければならないのは、個々の患者さんのそうしたニーズに対して的確に対応できていないのじゃないかということにあります。例えば、地域の病院・診療所など医療施設どうしが自らの機能を明確にして、機能の異なる医療施設間の連携を図る（病診連携・病病連携）のも一手でしょう。ともあれ、現行制度の枠内にあっても質の高い医療を提供するための努力は決して怠るべきではないと考えます。

これからの日本の医療はどこへ向かおうとしているのでしょうか？ 選択するのは私たち国民一人ひとりで、決して人任せにはできないことです。このシンポジウムをきっかけに、皆さんで考えていこうではありませんか。

参考文献

1．池上直己、JCキャンベル：日本の医療、統制とバランス感覚、中公新書一三一四、一九九七
2．川渕孝一：医療保険改革と日本の選択、ヘルスケア・リフォームの処方せん、薬事日報社、一九九七
3．中村十念：合理的な医療費の計算、日医総研ワーキングペーパー、日医総研、平成十一年三月二八日
4．前田由美子：医業再投資の必要性とその規模について—医業の再生産費用と利益の関係—、日医総研ワーキングペーパー、日医総研、平成十二年九月二七日
5．広井良典：二一世紀の社会保障政策の方向、病院六〇（十一）：九三九－九四二、医学書院、二〇〇一
6．李　啓充：アメリカ医療の光と影、医療過誤防止からマネジメントケアまで、医学書院、二〇〇一
7．アメリカ医療視察団：苦悩する市場原理のアメリカ医療、日本の開業医がみた最新事情、あけび書房、二〇〇二
8．日医総研海外医療ジャーナル創刊号：大手製薬会社の世論調査で七割が医療制度に不安—ドイツ—、日医総研、平成十四年九月十日
9．日医総研海外医療ジャーナル創刊号：NHSの改革に悪戦苦闘—イギリス・ブレア首相—、日医総研、平成十四年

九月十日
10. 鈴木厚：日本の医療に未来はあるか、間違いだらけの医療制度改革、ちくま新書、二〇〇三
11. Japan Medicine：〇三年度の国民負担率は三六・一%、じほう、二〇〇三年二月十二日
12. Japan Medicine：株式会社立病院の利潤追求行動、「米国内でも批判」と厚生労働省・伊原政策企画官、じほう、二〇〇三年六月二七日

なぜ？ なに？ どうして？

ニッポンの医療Q＆A

① 病院の選び方について

Q 「上手なお医者さんのかかり方」について教えてください。（三一歳・女性ほか）

A これは皆さんがいつもいちばん気になっておられることですね。まず普段から自分の健康記録を書いておくことが理想的なのですが、健康時には誰でもあまり病気のことは考えません。

しかし、万が一病気にかかった場合のために、自分が今までにかかった病気のことや、現在の症状について次の順序に従ってメモ書きにでも書き留めておけば、診察の際に問診などで時間をかけずにすみ、大きな助けになります。

①体のどこが悪いのか？　(where)
②いつから悪いのか？　(when)
③なぜそうなったのか？　(why)
④どんな症状か？　(what)

⑤その症状はどうなったか？　(work)

⑥どう対応したか？　(how)

右に述べました方法は、昔から問題解決のため「5W＋1H」と呼ばれていた方法ですが、医療の分野でも同じ考え方で初期診断に大変役に立つのです。

この方法は、上手にお医者さんにかかる一つの方法です。

(髙階經和)

どうすれば　医師に本音を　伝えるか
いつもながらに　悩む毎日

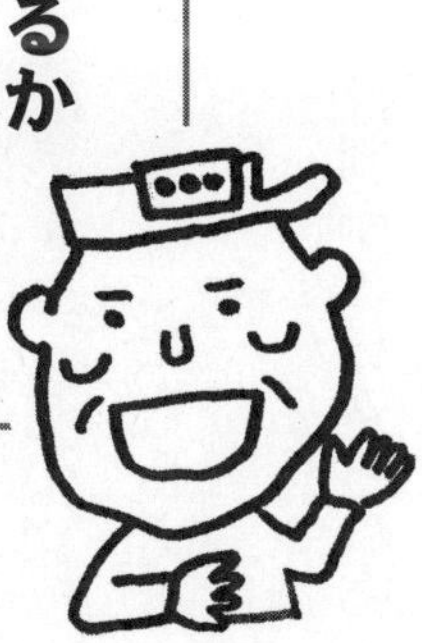

Q 患者が対等に話のできるような「よい医者」の選び方はありますか？（六〇歳・女性）

A

確かに初めて訪れる病院や診療所では、「どんな先生に診察してもらえるのだろうか？」という不安がおありのことでしょう。

普段、元気なときに友人や近所の方から、どの病院や診療所の評判がよいかといった情報を得ておくようにしておきましょう。最近では、健康雑誌や、インターネットのホームページでも、かなり医療機関に関する正確な情報が得られるようになりました。そして、皆様に何よりも大切なのは次の点でしょう。

①評判がよく、常識的な判断のできる社会人として立派な人
②専門家としての力量があり、また患者さんの話をよく聞き、それに基づいて診察を順序よく的確に行う人
③十分な説明をしたうえで必要最低限の臨床検査を行う人
④年齢にかかわらずプロとしての自覚を持って、丁寧に説明し適切なアドバイスのできる人

⑤自分の専門外の病気の場合は、すぐにほかの専門家を紹介できる人
⑥患者さんを家族のように思い、いつでも電話で相談のできる人

（高階經和）

日頃から　病気したこと　メモにつけ
それに基づき　受ける診察

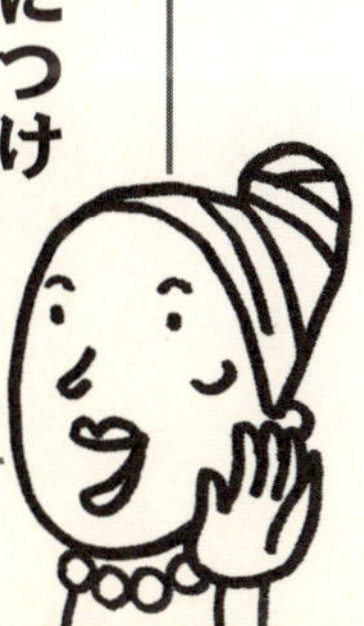

Q 健康上のアドバイスをしてもらうためのホームドクターを持つにはどうすればよいでしょうか？（六四歳・男性）

A

この質問も先の「よい医者の選び方」と、まったく同じだと思います。あえて付け加えるとすれば、次のようなことが挙げられます。

①どんな話でも真剣に聞いて、相談に乗ってくれる人
②急病の際にはすぐに対応し、症状や病気について説明してくれる人
③女性や、中高年の患者に対して社会的背景を理解し、心理的にも安心して相談できる人
④必要時にはすぐに紹介状を書いてくれる人
⑤十分納得のいく診察をして、検査を最小限にしてくれる人
⑥治療や日常生活について、適切なアドバイスをしてくれる人
⑦医師に対する謝礼を辞退する人

（髙階經和）

Q 体調がよくないとき、診療所・病院などのうち、まずはどの医療機関にかかればよいのでしょうか？　例えば不定愁訴の場合は、どうすればよいのでしょうか？（四三歳・女性）

A

まず自分で体調が悪いと思った場合、かかりつけの医師に相談されるのが先決です。もし、いつも診てもらっている先生がおられない場合は、内科全般を標榜している病院や、診療所の医師に診てもらわれるのがいちばんよいでしょう。

病気のなりかかりの潜伏期（病気の発症するまでの期間）には、症状がはっきりしない不定愁訴のこともありますから、初期診断がいちばん大切です。

最近、病院の外来では紹介状がないと、すぐに診療を受けることができない場合もありますから、必ず事前に電話で紹介状が必要かどうかを確かめてから受診してください。

（高階經和）

Q 「大学病院の包括化」というのは、具体的に何が行われるのですか？（三八歳・男性）

A

正式には「特定機能病院の入院医療の包括評価」といいます。

「包括評価」は病名や手術ごとに定額の医療費を支払うもので、医療行為（診察、指導、投薬など）ごとに支払う現行の「出来高評価」とは異なります。

大学病院以外に国立がんセンター、国立循環器センターが対象病院になっています。一般病棟入院患者さんが対象となりますが、病名や手術、処置の内容に応じて分類された「診断群分類」に該当する入院患者さんに限られます。

（梅田幸久）

② 救急医療体制について

Q

先ごろ、高円宮殿下が心室細動でお亡くなりになられましたが、そのとき、ＡＥＤ（自動体外式除細動器）があれば救命できたことを聞きました。欧米で普及しているＡＥＤが日本でも一般市民が使用できるようになるのでしょうか？　日本においても、一般市民が使用するには何が問題になっているのでしょうか？（四〇歳・女性）

A

心臓突然死の原因である心室細動の唯一の救命法は、発症五分以内にすぐ隣の人がＡＥＤ（自動体外式除細動器）を用いて電気的除細動を行うことです。欧米では、一般市民がＡＥＤを使用できることから、パブリック・アクセス除細動（ＰＡＤ）と呼んでいます。

国の第三次構造改革特区として、「非医師による自動除細動器を用いた救命推進」を提案し、兵庫県を特区として認める要望を提出したことが直接のきっかけとなり、厚生労働省は二〇〇四年度から全国的に一般市民がＡＥＤを使用できる方針を公式表明いたしました。いよいよ日本においても、長年待ち望んでいた「お互いの命を守る社会づくり」体制がスタートいたします。

厚生労働省の見解は、一般市民がＡＥＤを次の四つの条件等において使用する場合には、一般的に医師法第十七条に違反しないとしました。

①医師等を探す努力をしても見つからないなど、医師等による速やかな対応を得ることが困難であること
②使用者が対象者の意識、呼吸がないことを確認していること
③使用者がＡＥＤの使用に必要な講習を受けていること
④使用されるＡＥＤが、医療用具として薬事法上の承認を得ていること

医療行為とは、「医師が医学的判断と技術を用いて、不特定多数の患者に反復継続して治療を行うこと」とされています。一般市民が心室細動を起こした人に対してたまたまＡＥＤを使用しても、緊急避難的行為とみなされ、医師法には違反しません。この点が、救急救命士が救急業務として同じＡＥＤを反復継続して使用する場合と大いに異なります。

また、ＡＥＤは心室細動のみを自動診断し、たとえ、意識のない正常心拍の人にＡ

料金受取人払

麹町局承認

2405

差出有効期限
平成18年3月
31日まで

郵便はがき

1028790

102

東京都千代田区飯田橋
2－14－2

(株)インターメディカ
出版部行

ふりがな お名前		性別	男・女	年齢	歳
ご住所	〒 -				
ご職業		勤務先			
お買上書店名					

みんなで考えよう! ニッポンの医療

愛読者カード

ご愛読ありがとうございます。今後の企画の参考にさせていただきますので、アンケートに、ぜひご協力をお願いいたします。

■ 本書を何でお知りになりましたか。

1. 書店で見て　2. ダイレクトメールで　3. インターネットで
4. 知人の紹介　5. 書評・紹介記事
6. その他（　　　　　　　　　　　　　　　　　）

■ 本書をご購入いただいた理由をお聞かせください。

■ 本書についてのご意見をお聞かせください。

■本を購入されるとき参考になさるものをお聞かせください。

1. 広告　2. 著者名　3. 書評・紹介記事　4. 実物を見て
5. その他（　　　　　　　　　　　　　　　　　）

■ 弊社ホームページ http://www.intermedica.co.jp にアクセスされたことはありますか。

1. ある　2. ない

■ 今後ご覧になりたいテーマを、お聞かせください。

ご協力ありがとうございました。

ＥＤを装着しても、「除細動の必要はありません」の音声が発せられ、間違って除細動がかかることがないと認められた安全な装置です。さらに、心肺蘇生法と同様、ＡＥＤ施行に対しても、民法の「緊急事務管理」が適応され、「法律的には悪意または重過失がないかぎり、善意で実施した救命手当の結果に民事的責任を問われることはまずない」とされています。

今後のＡＥＤ普及の問題は、行政や法の壁ではなく、一般市民が、目の前で突然、人が倒れたとき、すぐさま意識を確認し、意識がなければ、「救急車を呼んで！」、「ＡＥＤを持って来て！」と叫ぶことができるかどうかにかかっています。

（河村剛史）

③ 医療体制全般について

Q

私は平成七年の阪神・淡路大震災で五歳の子供を失い、またその日に出産を経験いたしました。そしてその後はうつ病、心身症、慢性疲労症候群（ＣＦＳ）と診断され、現在も震災のＰＴＳＤに悩んでおります。

しかし、近隣の公立病院には常勤の精神科医がおらず、喘息による呼吸困難や過呼吸により救急車で運ばれても、「専門医がいない」と受け入れを拒否されることがほとんどです。また、ＣＦＳについてよく知らない病院も少なくありません。遠方でも精神科の専門医を探し、完治するまで通院すべきでしょうか？（四二歳・女性）

A

長年にわたり、つらい日々を過ごされているのですね。これまでの経過や、今のご様子を推測させていただければ、今後も続けて専門医の治療をお受けになることをお勧めします。

心の状態が、主として体の症状に出ている場合には心療内科、気分や感情など精神機能に主な症状が出ている場合には精神、神経科の受診となりましょう。

かなり多くの総合病院、精神病院、精神科、神経科の開業医院などで専門医が外来診療を行っています。

（古林祐子）

わが国の　医療の姿　かえりみて
ともに学ばん　今後のために

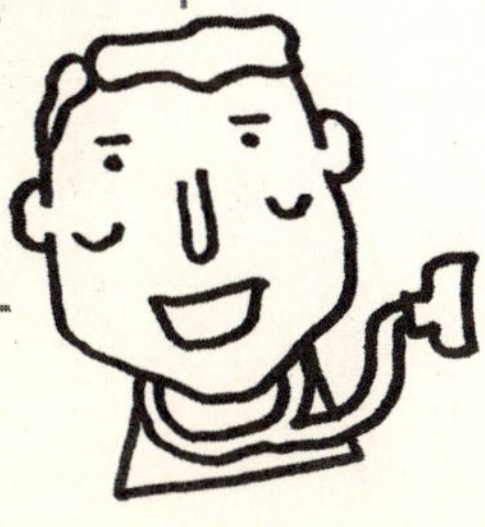

Q

医療ソーシャルワーカーは、日本ではまだ認知度の低い職業ですが、その将来性や育成法について医療機関の皆さんはどうお考えですか？

（三二歳・女性）

A

医療機関、特に病院では、従来から医療相談室などを設ける施設も多く、医療ソーシャルワーカーが働いています。主な業務は、さまざまな問題を抱えながら治療を続ける方々の「療養環境を調整」することです。そのため、この業務に携わるためには、社会福祉一般から医療および医療保険制度まで、多岐にわたる知識が必要となります。この要件に、最も近い資格職として社会福祉士が存在します。ただし、社会福祉士が急に医療の現場に立った場合、医療に関連する知識については十分でないため、実際の医療ソーシャルワーカーの育成はそれぞれの病院で行われているのが現状です。すなわち、病院で医療ソーシャルワーカーが必要な場合には、社会福祉士または社会福祉系学部の卒業生を医療ソーシャルワーカーとして採用している所が多く、その後の実務を通じ、医療関連などの必要な知識を補完しながら、医療ソーシャルワーカーを育成しています。加えてさまざまな研修会や学会等に参加し知識や技能の向上に努めています。

次に、医療ソーシャルワーカーの将来性についてですが、医療ソーシャルワーカーは明確な定義も免許も存在していないため、ご指摘のように一般の方々の認知度はまだまだ低いかもしれません。しかし、少子超高齢化社会の到来や病院機能の分化と連携、また病院組織の変革などさまざまな要因が相まって、近年病院での医療ソーシャルワーカーへの期待は飛躍的に高まっています。これに伴い、病院内での立場や業務内容も拡大・発展しており、将来的には欠かすことのできない、より重要な職種に進化する可能性が高いと考えている医療関係者も多いと思います。

（永治幸子）

何事も　家族のすべてが　安心し
いつでも聞ける　健康相談

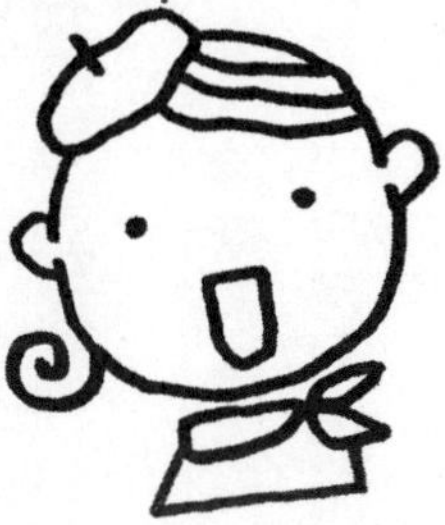

Q

今の医療は、薬、検査、手術が多すぎるように思います。余分な薬を使わず、不要な手術をしないですむような治療法の研究は進んでいるのでしょうか？

（五二歳・女性）

A

おっしゃるとおりだと思います。現在の保険医療制度による診療では医師が適切な診断を下し、最低限の治療や処置を行っただけでは、病院や医院経営が成り立たず、医師の生活が保証されていないところに問題があります。現在の医療体制の問題は、医の倫理ではなく、医療経済が大きく医療の本来の姿を歪めてしまっていると思われます。

もちろん、最低限必要な治療法の研究は日本ばかりでなく、世界中で行われていますが、必ずしも進んでいるとは限りません。そのため、アメリカでも代替医療が流行し、高い医療費を払わずに自分で自分の健康を守ろうという動きが始まり、健康保健薬や、補助食品などの健康産業が大きなシェアを得るようになってきたことは皮肉な現象です。

（高階經和）

Q 医療現場のありのままの現実と、これからの医療のあり方・あるべき姿を知りたいです。（二一歳・男性）

A

アメリカの一流の病院の医療現場と比較すると、日本の医療現場は、多くの患者さんを受け持ち、少ない給与で身を粉にして働いている医療職員の努力で、かろうじて成り立っているといっても過言ではありません。しかし、このような過酷な状況にあっても働き続けることができるのは、医療がそれだけやりがいのある仕事だからです。日本内科学会認定内科専門医会の調査結果によりますと、日常の仕事の中で医師が最も大切にしているものは、

①患者さんからの感謝の言葉
②社会的貢献
③学問的興味

であると答えています。多くの医療関係者は過酷な労働条件にもかかわらず、医療を天職として懸命に努力しているのです。マスコミで報道される一部の医療機関や医療

関係者の不祥事は、まじめに努力している多くの人たちにとって、大変悔しく残念なことです。

それでは、これからの日本の医療はどうあるべきでしょうか。より安全で質の高い医療を実現するために、患者さんのプライバシーを確保しつつ、医療にはさらなる透明性が必要でしょう。医療内容が誰の目にも明らかになるようにすべきです。ますます複雑化、高度化する医療は、どんなに優れた人にとっても、もはや一人の努力で解決できるものではありません。医師、看護師、薬剤師、検査技師、放射線技師など、専門の異なる多くの医療関係者がチームをつくって一人の患者さんの医療にあたることが必要です。そしてその内容を第三者が客観的に評価することが一般的になるでしょう。医療関係者自身による自浄作用についての努力が必要です。

質の高い医療には優秀な多くの医療職員の存在が欠かせません。そしてその人たちの生活を支えるために十分な資金を医療費として投資すべきです。これからは、医療に十分な費用をかけるとともに、医療専門職には質の高い医療が求められるのです。ですから、医療専門職には、高いモラルと自らの努力で最新の知識と技術を身につける不断の努力が求められるのです。


（木野昌也）

Q

患者に対するアフターケアとして、カウンセリング制度を設けている病院はあるのでしょうか？（四三歳・男性）

A

病院には医療相談事業部を設けている所があり、医療ソーシャル・ワーカーの仕事の一環としてカウンセリングを行っている病院がありますが、入院患者や外来患者の各疾患に対するアフターケアとして、カウンセリング制度を設けているところは少ないと思います。

（髙階經和）

Q 医療の質という問題に絡めて、現在の看護体制（患者一人当たりの看護師の数とその業務内容）についてご意見をお聞かせください。（四五歳・女性）

A 一九九四（平成六）年六月に、高齢化社会となる二一世紀社会に対応可能な医療制度・老人福祉制度の改正がなされました。そのときに一九五五（昭和三〇）年以来続いた基準看護制度に代わって「新看護体系」が創設されました。

これは医療機関に入院した患者さんに対して「症状に応じた適切な看護」が行われるように看護要員の人数、看護要員の構成（看護師、准看護師、看護補助）、勤務体制、看護の実施について一定の基準を定めて、この基準を満たして届出を行った医療機関には「看護料」が算定されるというものです。

看護体制は一般病床（急性期）と療養病床とで異なり、一般病床では「二：一」（患者二名に看護師または准看護師一名）、「二・五：一」、「三：一」、療養病床では「六：一」のいずれかがとられています。しかし医療の高度化、患者さんの重症化、在院日数の短縮などに伴い、急性期の病床では昼夜を問わない頻回な観察、処置、濃厚なケアが必要となっています。特に夜間の二人体制ではマンパワーが不十分です。

限られた人員の中から三人体制をとっている医療施設も多くあります。

このような現状から、日本看護協会では急性期病床における看護要員の最低配置基準を「一・五：一」に引き上げるよう要求しています。

また他部門との業務整理を行い、看護本来の業務に専念できる体制をつくることも必要です。

（木下佳代子）

健やかな　体を保つ　秘訣とは
早寝早起き　続く運動

Q

市民病院など、地域の公的病院はどんな役割を持っているのですか? また、どの公的病院も運営赤字が続いていると聞いたのですが、本当でしょうか?

(六一歳・男性)

A

日本病院会医療経済・税制委員会がまとめた「病院経営分析報告書(平成十年度の決算分析)」によりますと、公的病院の七五%、私的病院の三一%が赤字です(表)。厚生労働省発表の平成十三年度病院経営収支調査年報でも、公的病院(自治体病院、日赤、済生会など社会保険関係団体の運営する病院)の約七割が赤字と報告されています。しかも公的病院の経営収支には、病院会計に対する一般会計からの繰入や各種の補助金、支払い利息は含まれていません。このような状況は過去五年間の調査でまったく変わっていないのです。公的病院の経営は危機的な状況が続いています。

医療は医師、看護師、薬剤師、放射線技師、理学療法士、検査技師、栄養士、ソーシャルワーカー、その他多くの医療関連の専門職(コメディカル)がチームとなってかかわる労働集約産業です。質の高い医療には多くの医療関連職の力が必要です。しかし現在の診療報酬では、合理的に計算した人件費や管理費、その他医療機関を運営する基本的な経費さえ賄えないという調査報告があります(日医総研)。黒字病院と赤字病院では、労働生産性に大きな差があるうえに、赤字病院では黒字病院に比較して給与費が高いことが赤字の要因といわれていますが、医療専門職の給与を抑えなければ医療機関の経営が成り立たないというのは大変悲しい現実です。

結核、アルコール依存症や精神疾患、あるいは重症の慢性疾患など、長期の入院を必要とする医療、採算を度外視した僻地医療は、いったい誰が担うのでしょうか?これらの分野は赤字であろうと国家事業として公的な医療機関が担うべきです。

残念ながら現在の公的病院と私的病院には、その役割にほとんど差がなくなってきています。むしろ公的病院では、採算のとれない医療が効率化の名目で切り捨てられようとしています。ホテルのような立派な医療施設で急性期医療を担う公的病院に対して、貧弱な医療施設で

公的病院・私的病院の経営状態の比較

	黒字病院	赤字病院
公的病院	24.9%	75.1%
私的病院	69.5%	30.5%
病床利用率	88.1%	85.1%
労働生産性（一人当たり付加価値）	700万円	658万円

表

長期の重症入院患者を収容する私的病院、という構図ができあがりつつあります。（木野昌也）

いつの世も　忘れてならぬ　医の倫理
病める人々　第一にこそ

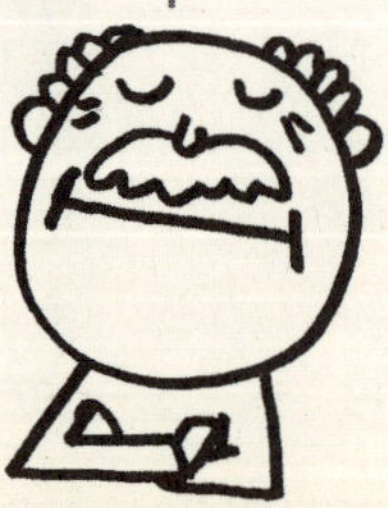

Q

訪問看護の現場で、医師と看護師が月何回か集まって話し合っているのを見かけますが、どんな内容を話しているのでしょうか?

（二八歳・女性）

A

訪問看護を行う際には、主治医は患者さんの病状に応じた細かい指示を出し、訪問看護指示書を作成します。訪問看護師は自分が行うべき看護の手順を訪問看護計画書に示し、実際に行った看護行為を訪問看護報告書に示し主治医に提出します。このようにして医師と看護師がお互いに何を行っているのかが了解できる条件を整えた段階で、主治医は指示における責任を、看護師は看護行為における責任を持つことになります。

次に訪問看護サービスの内容について説明しておきましょう。主治医が発行する訪問看護指示書に基づいて看護師等が訪問して行うサービス（看護行為）は、療養上、必要な診療の補助であり、介護に重点を置いた次のようなさまざまなサービスがあります。

①症状の観察

②清拭・洗髪などの保清
③褥瘡（床ずれ）の処置
④寝たきり患者の体位変換
⑤尿道カテーテルや胃瘻の管理
⑥生活リハビリテーション
⑦食事・排泄の介助
⑧家族への介護指導
⑨ターミナルケア

などがあります。例えばカテーテルの管理とは、感染の予防や正しい操作などカテーテル挿入の目的が十分に達成されるための処置をいいます。

在宅医療を対象とする患者さんは急性期の患者さんではなく、比較的安定した方です。こうした患者さんの場合、居宅に定期的に訪問診察を行っていても、入院されている患者さんほど十分な観察ができないことが多いものです。訪問看護ステーションは、病院のナースステーションであり、毎日主治医が訪問診察することが最良と思いますが、それができない在宅の患者さんの病状を訪問看護師は主治医に正確に伝えてくれます。主治医として次の訪問診察までの病状の変化などを正確に把握する必要があり、そのためには密に主治医と訪問看護師が連携を取り、頻回に集まって患者さんに対してよりよい診療と看護を行っていくための情報交換を行っているのです。

（中尾正俊）

看護師は　現場の医療に欠かせない要の役を　果たす人々

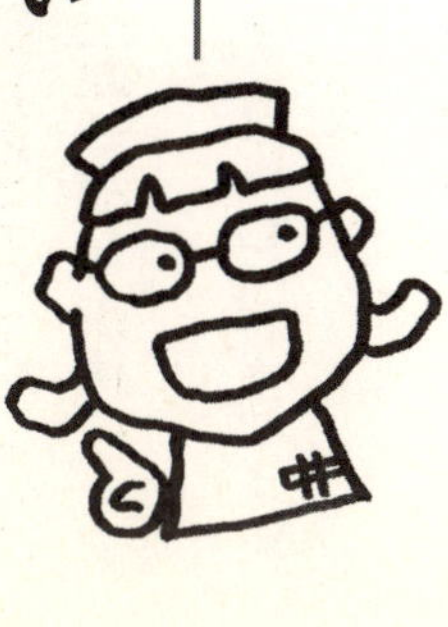

Q 医療費節減のためにジェネリック薬品（後発品）が有効と聞きますが、ジェネリック薬品とは何ですか？　また、日本での取り組みはどうなっていますか？

（五一歳・男性）

A

現代の先端医療では、多くの急性または慢性疾患に対する新しい薬剤（新薬、または先発薬品と呼ばれる）を患者も医師も切望しています。

過去約五〇年、製薬会社は新しいクスリ、いわゆるミラクル薬を開発して膨大な収益を得ています。ですが、いかなるクスリでも、市場に出るまでには平均約二〇〇億円に上る膨大な投資が必要とされています。

クスリの発見と開発には、多くの段階を通らなければなりません（図1）。

①薬剤の基礎研究（約三～五年）

過去数世紀にわたり南米や中国で多くの薬が発見され、その有効成分の分析により、ヒトの病気に有効性がある新しい薬剤が発見されています。

最近では、これらの薬剤の化学構造から、薬剤の作用や副作用が解明したため、薬剤化学者たちが、その化学構造・薬理作用関連性の知識によりいろいろな化学合成を行って薬剤を開発しています。その結果、薬理学者の実験により薬理作用の想定に基づく新薬が発見されてきました。

●新薬剤の化学的分析と精製……新薬の開発には、薬剤化学者による化学的成分の確認と精製に関する基礎研究が必要です。そして精製された化学物質を、厚生労働省に新薬として新化学名で登録します。同時に、その新薬の化学名のほかに一般名（ジェネリック名）が、厚生労働省またはWHOにより決定され、公表されることになります。

●薬剤動物検査……その後、精製されたクスリの水溶性を薬理学者に依頼して検査し、さらにマウス、ネズミ、兎、猫、犬などの実験動物を使い、非臨床生物試

新薬の発見・開発・発売まで

（　）は期間の目安

1．薬になりそうな新物質を探す
…基礎研究（2～3年）

2．動物を用いた研究試験など
…非臨床試験（3～5年）

3．臨床試験（国に申請）→第1相試験、第2相試験、第3相試験
…臨床試験（3～7年）

4．薬事・食品衛生審議会の審査（国の承認）
…承認審査（2～3年）

5．開発段階でわからなかった安全性や有効性などを調査
…市販後調査（4～10年）

図1

験（約三〜五年）をして体内への吸収、血液濃度測定、分布、効果、代謝（分解）、対外排泄、副作用、毒性（致死量）など、クスリの生体における有効性、安全性を確認しなければなりません。高血圧ネズミ（青木ラッツ）など、ヒトの病気に類似した疾患モデルを持つ動物がしばしば発見された場合には、それらの動物を使って降圧薬の検査を行います。

②薬剤の人体臨床検査（十〜十八年）

非臨床検査が終了すると、厚生労働省に人体における臨床試験を申請し、許可を得ます。臨床試験は、第一相臨床検査として臨床薬理医に依頼して、初め少数の健康なヒトを対象に前記の薬理効果、副作用を調査します。

その後、第二相臨床検査として、臨床薬理医・臨床医に依頼してさらに多数のボランティアによる薬物の同様の検査を行います。そして最後に、降圧薬であれば高血圧患者に臨床検査をして、新薬が有効かつ安全であれば厚生労働省の薬事・食品衛生審議会の審査に合格し、初めて販売が許可されます。すると製薬会社は直ちに、この新薬に一般名とは異なる、一般民衆に覚えやすい商品名（ブランド名）をつけて発売を開始します。

先発新薬を開発した製薬会社は、前述のように莫大な開発費を使うため、政府・厚生労働省は、製薬会社が新薬を申請した日から二〇年間、専売特許を会社に与えて、会社の収益を防御しています。つまり、他の製薬会社がその間に同じ薬剤を製造販売することを禁止しているというわけです。

問題点としては、日本には基礎的並びに臨床的薬剤研究（治験）をする臨床薬剤師が非常に少なく、一般臨床医が施行しているため、治験の質が欧米に比べて劣ることです。そのため、日本の治験信用度が非常に低いことは残念なことです。同時に、治験期間が非常に長く、新薬の市場発売が著しく遅れるため、その結果、新薬開発会社の特許期間中の収益が著しく減少されてしまうのです。

次にジェネリック医薬品について説明しましょう。新薬（先発新薬）の特許期限が切れると、よく売れている先発薬に対して、一または複数のジェネリックの製薬会社が、同じ良質の薬剤を製造しはじめます。日本の化学技術は、ノーベル化学賞を過去三年間連続して受賞するほど進んでいますから、先発薬と同等の製品品質の安定性と生物的同等性を証明する厳格な試験を施行して、かつ厚生労働省の基準をクリアし製造承認を受けて発売することができるのです。

ジェネリック薬品は、平均二〇〇億円に上る莫大なクスリの開発費を消費せずに製造できるので、製造費が比較的安く安価で販売することが可能です(図2)。その結果、薬価は先発新薬の半分またはそれ以下であることが多く、もしよく普及すれば、薬剤だけで一年間に一兆円以上の医療費を節約できます。また、最近高くなった患者さんの薬剤負担額も、平均で約半分またはそれ以上に削減することができるのです。

過去十数年間、アメリカ政府(CMS)は、メディケアやメディケイドの入院患者に対して、医療費削減のために、病院が患者にブランド薬品を使っても、ジェネリック薬品の安い薬価しか支払わないことを宣言しました。

市場原理に走るアメリカでは、現在、たいていの病院は保険会社が買収して、厳し

	ブランド名薬品		ジェネリック名薬品	
商品名	一か月分薬価	患者支払い分	一か月分薬価	患者支払い分
ニコランジル	2,970	594	837	168
ジルチアゼム	5,445	1,088	3,024	604
メキシレチン	6,201	1,240	2,303	460
イソソルビド	1,818	364	864	172
エナラピル	5,862	1,172	1,770	354
アロプリノール	1,932	386	546	110
シロスタロール	14,898	2,980	8,772	1,720
ファモチジン	4,404	880	3,522	704
毎月合計	43,530	8,704	21,638	4,292
毎年合計	522,360	104,448	259,656	51,504

図2

い財政管理の下で運営しています。そのため、民間保険入院患者の薬剤にも、政府のようにジェネリック薬品の価格しか支払わないようになり、ジェネリック薬品が大量（平均四二・一％）に使用されるようになりました。ジェネリック薬品が広範に使用されるようになると、大手製薬会社もジェネリック薬品会社を買収したため、ジェネリック薬品の品質がさらに向上するようになったのです。

英国、ドイツ、スウェーデンでも患者の服用する四九・〇％から五三・四％の薬剤はジェネリック薬品です。それに比べて、イタリアのグッチ・ハンドバッグやドイツのベンツ自動車を好むブランド志向の日本では、優秀なジェネリック薬品が製造されているにもかかわらず大手製薬会社のブランド名薬品を使用し、ジェネリック薬品は今でも一〇・八％しか使用されていません。そのうえ、日本では多くの患者が薬漬けにされているため、薬剤による医療費が浪費されがちです。

最近、薬剤負担率が激増して、日本も財政的に苦しい立場に直面してきました。そのため厚生労働省では、二〇〇二年から、国立病院でジェネリック薬品を使用するように指示し、二〇〇三年からは、国立大学病院にも同じ指示を与えています。さらに、一般開業医にもジェネリック薬品を処方した場合、処方料を増加するなどの政策を立てました。最近、患者の薬剤の支払い分が三割に増加したことにより、日本でのジェネリック市場は増加するに違いありません。
現在、ブランド薬品と同様に良質なジェネリック薬品が市場に出ているからには、日本の患者も欧米の患者のようにもっとジェネリック薬品を使用して、医療費の節減を図るべきでしょう。

（中野次郎）

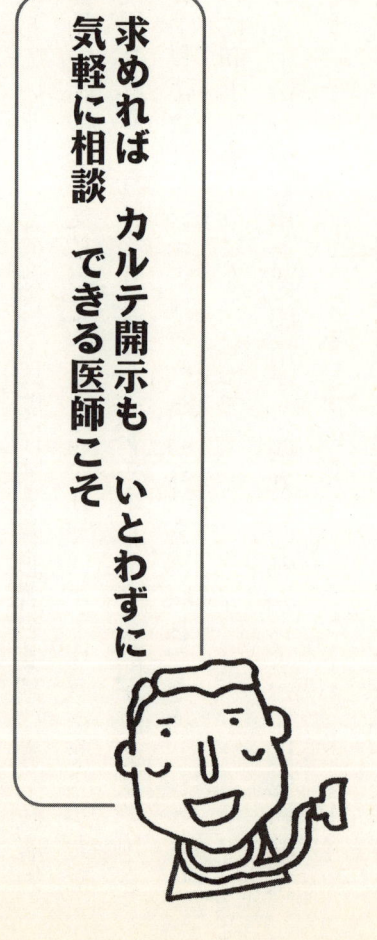

求めれば　カルテ開示も　いとわずに
気軽に相談　できる医師こそ

Q

世界的に認知された薬が、日本ではなぜ保険薬として認知されないのでしょうか？　また、日本での認知はどのような手順で行われているのでしょうか？

（六五歳・男性）

A

医薬品が日本で保険薬として使われるためには、その薬の有効性や安全性を確認して国（厚生労働省）の承認を受ける必要があります。この有効性や安全性を確認するために行う試験のことを臨床試験、あるいは治験と呼びます。臨床試験において十分な有効性と安全性が確認されると、製薬会社から国に対して新薬の承認申請が行われます。申請された新薬は国の審査センターによる審査を受け、その後、医学・薬学の専門家からなる会議に諮られて内容がチェックされます。新薬としてふさわしいと判断されると、保険薬として承認されます。

海外での薬の承認も同様ですが、海外での臨床試験はあくまで欧米人での結果であり、外国で使われている薬は、欧米人に合うように服用量や服用方法が決められています。欧米人と日本人では体格や食生活なども違いますし、薬の代謝酵素にも人種差があることもわかっています。これらはすべて薬の効き方に影響しますので、欧米人では見られなかった副作用が日本人で起こるということもありえます。したがって、海外で認知された薬であっても、あらためて日本において日本人による有効性や安全性を確かめる試験を行わなければなりません。

これまでは海外の医薬品を日本で使うためには、日本人によるすべての試験を行って承認申請しなければなりませんでしたので、日本で承認されるまでには長期間を要しました。しかし、最近ではブリッジングといって、海外の試験結果を基に日本での試験を簡略化できるようになってきましたので、今後は日本と海外との時間差が小さくなると思います。

（鈴木利一）

Q

「医療契約書」をつくるという提案はいかがでしょう？　依頼者から医療契約締結の委任を受け、主にインフォームド・コンセントの際に依頼者と同席したり、入院時の身元引受け人になったりします。いわば医療契約書に基づいて検査・治療・手術を受けるというものですが、ご意見をお聞かせください。（五八歳・男性）

A

少し長くなりますが、〝医療行為と法律〟について現在の考え方を紹介したいと思います。

「医療行為は一般に医師（病院）と患者との間の〝診療契約〟に基づいて行われる。もともと人間の身体は不可侵であって、たとえ治療目的であろうと他人の身体に勝手に触れたり、侵襲すること（メスを入れたり、薬剤で負荷を加えることなど）は、許されないのが原則である。医療行為が適法とされるのは、それが契約（もしくは一定の法律）によって認められた正当な業務行為となるからにほかならない。この〝診療契約〟は法律的には、対価を得て一定の事務を遂行する〝準委任契約〟（民法第六五六条）の一種とされており、契約当事者は原則として病院開設者と患者である。もちろん、意識不明でかつぎ込まれたり、乳幼児のように自分で契約できる力のない場合もあって、前者は〝事務管理〟、後者は〝親権者による契約〟ということになるが、原則は、あくまで病院開設者と患者の間での合意に基づいて医療行為が遂行される。(※)」とあります。

ご質問を考えてみますと、この「医療契約書」を誰と結ぶかが問題になると思います。この誰かというのが医師であればあまり問題ないかとも思いますが、それならばセカンド・オピニオンを求めることになり、「医療契約書」を結ぶ必要はないように思えます。医師以外を考えておられるなら、どのような知識と資格が求められるのか、どのような義務が発生するのか、問題が複雑になるように思います。

提案の根底にインフォームド・コンセントの際に患者さんが理解できないまま同意してしまうことへの危惧があるとすれば、医師も患者さんも「協力して病気に対応する」努力が必要だと思います。

（加納康至）

※日本医師会編：医療の基本ABC、診断と治療社、二〇〇〇より

Q 医師を目指す若者たちを経済的に支援する仕組みが必要だと思うのですが、実際はどうなのでしょうか?(二二歳・女性)

A

医師になるには、通常は日本の大学の医学部の正規の課程を修了し卒業することが必要です。そのためには多額の費用が必要であると一般には思われていますが、実際は、医学部在学中の学生を経済的に支援するさまざまな仕組みがあり、経済的な理由で医師になれないということはありません。医学部に進学する学力と医師になりたいという熱意があれば、日本育英会をはじめ、地方公共団体や民間奨学財団によるさまざまな制度を利用することができます。興味のある方は、ぜひ志望大学の担当部署に問い合わせてください。

さらにこの項では、医学部卒業後の卒後研修制度について説明します。医師になるには、卒業後の二年間、厚生労働省が認定した臨床研修病院で医師としての初期研修を受けることが必要です。

今までこの研修は必ずしも義務ではありませんでしたが、平成十六年度から医師の卒後臨床研修は必須となり、しかも、その研修内容は大きく変わります。これまで大学病院や一部の大病院で行われていた臨床研修プログラムでは、その研修内容が高度専門医療に偏りがちで、一般的な病気に対応する医師と患者のコミュニケーションを大切にした、全人的な幅広い臨床能力が欠如することが少なくありませんでした。

そこで、大学病院や一部の大病院ではなく、より一般的な医療を数多く体験する目的で、一般の市中病院でも臨床研修を受けることができるように制度が改革されたのです。二年間の研修期間内に、内科、外科や小児科だけでなく、整形外科、産婦人科や精神神経科などすべての診療科に加え、保健所や診療所など地域における医療活動を体験することが義務づけられています。平成十五年十二月現在、新しくなった臨床研修制度の下、全国で九〇〇を超える数の医療機関が厚生労働省より認定されました。

この制度改革により、卒後臨床研修は大きく変わります。これまで大多数の医師は大学病院の医局に就職しましたが(入局といいます)、大学病院によっては、わずか数万円程度の給与しか支給されず、生活をするにはアルバイトをせざるをえないという状況にありました。さらに研修内容は乏しく、大学の医局から派遣されて赴く地方の中小病院からの給与で、極めて限られた範囲の中で実地に経験を積み重ねるしか方法はなかったのです。平成十五年度には、このような方法で八一六六名の医師が全国の大学病院などの臨床研修病院に採用され、就職しました。

しかし平成十六年度からは、各臨床研修病院が研修医の研修内容や給与を公開し、病院の体制に見合った数の研修医を公式に募集します。この内容を見て医学生や卒業生は病院に応募するのです。二年間に研修医に支給される給与は病院間で差がありますが、平均月三〇万円程度の給与が支給されると考えてよいでしょう。応募者（医学生や卒業生）の希望は、研修内容のよい人気のある病院に殺到します。そこで応募者と研修病院間の希望を調整することが必要となります。両者にとって最適の組み合わせを目指して、日本医師会、医療研修推進財団、全国医学部長病院長会議、臨床研修協議会が共同で医師臨床研修マッチング協議会を組織しました。

平成十五年十一月、全国で八五一病院（一〇七六の研修プログラム）がマッチングに参加し、一万八七〇名の研修医の募集定員がありました。一方、一部の大学の学生はこのマッチングに参加していませんが、マッチングに参加した学生や卒業生は全国で八一〇九名。そのうち希望の病院にマッチした応募者数は七七五六名で、研修病院の空席数は三〇〇〇名を超えています。実は全国の多くの病院で研修医の募集定員が満たされなかったのです。

この事実から明らかなように、今後は各病院が優秀な研修医を獲得するために、研修内容の質や研修期間中の待遇を向上させなければならないということになります。すなわち、臨床研修病院間で大変厳しい競争が行われるようになるでしょう。よい臨床研修を受けようとすれば、これから医師を目指す人たちにも、当然、競争はさけられません。しかし、この方法がお互いの質を向上させる唯一の方法なのです。
卒後の臨床教育制度は一〇〇年前にオスラーが提唱し、アメリカの大学病院を中心に始められたものです。私は一九七三年から七七年に、アメリカで卒後の臨床研修を受けました。その内容のすばらしさはひと言で表現できないほどですが、よい臨床研修病院に採用されるには大変厳しい競争がありました。ですから、平成十六年から日本でもこのような制度の下、医師の臨床研修が行われるようになったことは大変意義のあるものと期待しています。

（木野昌也）

日米の　医学教育　比べれば
資質に欠ける　専門課程

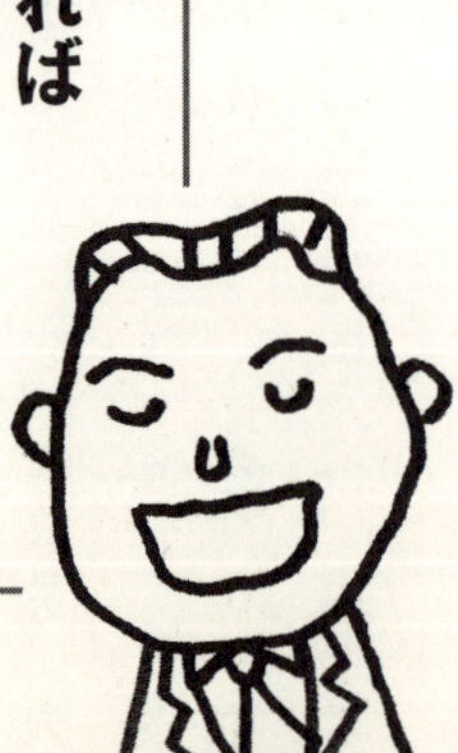

④ 医療保険制度（医療費・医療経済）について

Q

医療費の三割自己負担をはじめ医療保険制度は大きく改革されましたが、慢性的な財政赤字は依然続いています。また、高齢化社会の到来と少子化の進行は医療保険などの社会保険制度に大きな影響を及ぼすと思われます。
医療保険制度の今後について、ご意見をお聞かせください。

（四一歳・男性ほか多数）

A

少子高齢化社会は、日本だけでなく先進諸国でひとしく見られる現象で、どの国でも国家政策の最も重要な課題に位置づけられています。少子高齢化社会は、日本の社会が、人でいえば熟年の時代に入ったことを意味します。生きるために懸命に働き続けた時代は終わり、これからは人生の充実を求める時代に入ったといえます。

少子高齢化社会は決してマイナスではなく、国民にとってプラスに捉えるべきです。日野原重明先生が提唱しておられるように、七五歳以上の人たちが生き生きと社会活動に参加する、新老人の時代として捉えるべきです。社会がまだ未成熟の時代につくられた老人に対する概念は、根本的に払拭する必要があります。

そのような時代の社会保障制度はどうあるべきでしょうか？　ほかの項（Ｐ102）で詳細に述べていますが、社会保障制度には普遍主義モデル（公助）、社会保険モデル（共助）、市場重視モデル（自助）の三つのモデルがあります。医療に市場主義を導入することで医療費が削減されると考えるのは間違いです。そのモデルの代表であるアメリカの医療費が、わが国の二倍以上となっていることからも明らかです。国費や保険者の負担は低く抑えられますが、巨額の医療費を負担しているのはアメリカの患者さんです。さらに普遍主義モデルも、スウェーデンのように国民所得に対する租税と社会保障に対する国民負担率が八割近くとなり、多くの国民にとってはとても容認できるものではないでしょう。

どのモデルにも長所と短所がありますが、クリントン大統領時代のアメリカが日本の医療保険制度を取り入れようとしたように、日本の医療保険制度はＷＨＯをはじめ世界の国が認める優れた制度です。ぜひとも国民皆保険制度を存続させなければなりません。そしてその際に重要なのは、今後の医療保険制度の財源をどこに求めるのかということです。

医療費の財源は、患者負担、保険者負担、国庫負担の三つの選択肢しかありません。医療は消費ではなく、国民に安心と安全を確保することで将来の発展を期待する投資と考えるべきではないでしょうか？　ところが一九八三年に医療費の三〇・六％だった国庫負担率は次第に少なくなり、二〇〇一年には二四・七％にまで削減されているのが現実なのです。国庫負担率を少なくとも三〇％程度にまで戻すべきでしょう。

保険者負担を増やすのはどうでしょうか？　企業など保険者の負担率を増やすことは、これだけ景気の悪い時代にはとても理解が得られるものではないでしょう。特に国家の経済を地域で支えている中小企業の事業主にとっては、もうこれ以上、社会福祉に対する保険者負担は耐えられないのではないでしょうか。

それでは、患者負担についてはどうでしょうか？　全国消費実態調査によれば、全世帯の所得に占める医療費の自己負担率は、九四年から九九年の五年間で外来医療費は十八％、入院医療費は四〇％増加しています。この負担率を家庭の所得別に見ますと、この五年間に所得の低い階層の負担率の伸びが裕福な階層より際立って多くなっています。つまり、自己負担率で見るかぎり、所得の低い層により負担が強くなっているのです。今のままで自己負担率を増やせば、よりアメリカ型に近づくことになり、医療を受ける機会の公平性の観点から望ましいことではありません。

このように公平性を保ちながら、社会保険制度を維持することは大変困難です。しかし新老人の時代には、国庫だけに頼るのではなく、それなりの患者負担、特に自立した高齢者には応分の受益者負担を求めてもよいのではないでしょうか。今後は、社会福祉に対する目的税としての消費税や、部屋代や食事費など医療の基本ではない部分で、個人の希望や嗜好により選択できるものに関しては、特定療養費制度として個人が負担することを真剣に考えるべきでしょう。このような重要な問題については、政府やお役人に任せるのではなく、私たち自身で選択していかなくてはならないのです。

（木野昌也）

Q

医療費を減らすために、本来なら予防医療に力を入れる必要があると思いますが、予防医療には保険が適用されません。将来的に保険適用になる見通しはありますか？
（五四歳・男性）

A

現在の日本の健康保険制度は、保険給付認定された疾患について医療機関等での治療にかかる医療費を一定の割合で負担する制度です。したがって、狭義の予防的治療が行われているのが現状です。

現在の健康保険では予防的医療は含まれていませんが、実際の医療ではかなり、狭義の予防的治療が行われているのが現状です。

例えば、風邪でお医者さんにかかりますと多くの場合、経口の抗生剤が処方されます。厳密には、抗生剤はインフルエンザや肺炎などの原因菌が認められる場合に使用する薬です。風邪にかかっているときは、そうした病原菌に犯されやすいということで、いわば予防的に短期間、処方されます。また、動脈硬化と密接に関係のある高脂血症と診断されますと、血中コレステロールを低下させる薬が投与されますが、この治療は動脈硬化の進展により、心筋梗塞や脳梗塞といった致死的な疾患にならないようにする予防的治療ということができます。

欧米では、こうした病気の予防ということが治療に結びつく場合には、大規模な臨床試験などを通じてそれらの効果を証明したうえで、保険適応が認められています。最近では、こうした欧米での流れに日本でも予防的治療を認めるべきであるとの意見も多く、また、医療制度改革の基本方針における診療報酬体系の評価で、生活習慣病等の重症化予防を重視する観点から、栄養・生活指導・重症化予防対策等が議論されており、近い将来、限定的な予防医療というものが認められるようになるのではないでしょうか？

その一方で、厚生労働省は高騰を続ける医療費を抑制するために、平成十二年度より「病気にかからない健康づくり」を目指した、二一世紀における国民健康づくり（健康日本21）を推進しています。この運動では、「生活習慣病」の一次予防への対応を特に重視し、具体的な数値目標を設定して健康づくり対策の指標にしようとしています。そして、寝たきりや要介護状態にならずに健康に生活できる期間（健康寿命）をより長くすることや、生活の質の向上に向けた諸施策を講ずるとしています。例えば、平成十二年四月に深夜業に従事する人たちに対する自発的健康診断や、また、市町村などの地方自治体での健康診断にかかる経費の一部を負担する制度等が設けられています。

（日比野俊彦）

Q 医療機関によって、窓口で支払う金額にかなりの差があるのはなぜですか？　ときには倍以上も違うこともあります。医療費の支払い方法や算出方法はどうなっているのでしょうか？（六九歳・女性）

A

初めに、医療費算出の仕組みを簡単に紹介します。医療機関で行われる診療の中には、診察・検査・処置・投薬・手術などさまざまな医療行為が含まれており、それぞれの医療行為に応じて必要な診療材料（薬剤およびカテーテルなどの医療材料）が使われています。これらの診療を行った医療機関では、厚生労働省で定められた左記の三つの価格表に照らし合わせ、医療費を算出しています。

①医療行為については→「診療報酬点数表」
②薬剤については　　→「薬価基準」
③医療材料については→「材料価格基準」

これらの価格表は、単に医療保険を使った診療の価格を定めるだけでなく、同時にこの価格表に掲載された範囲の医療行為や材料価格が、医療保険で給付される範囲を示すという役割も持っています。また、「点数表」という名称のとおり、診療報酬は点数制で、現在は一点が一〇円と定められています。各医療機関では、これらの価格表にのっとって個々の医療費を算出しており、一部例外的なものを除けば自由な価格設定はできない仕組みになっています。

では、なぜ窓口で支払う金額に差があるのでしょう？ これを理解するためには、前述の「診療報酬点数表」の内容や構造を理解する必要があります。ところが、診療報酬の詳細を解説した「診療報酬点数の解釈」という本は一〇〇〇項を超えており大変複雑ですので、ここでは医療機関によって医療費が違うのはなぜなのか、概略のみを説明いたします。

単に病院や診療所というだけではなく、各医療機関が担う役割・機能はさまざまです。各医療機関では、担う役割・機能に応じた施設・設備や人員が確保されています。「診療報酬点数表」の中では、これら医療機関によって異なる体制や機能を評価するため、「施設基準」と呼ばれるさまざまな基準を設定しています。わかりやすい例では、入院患者数当たりの看護師数が多いとそれだけ手厚い看護が提供されるので設定価格が高く、看護師数が少ないと低く設定されます。また、入院ベッド数が二〇〇床以上の医療機関では、初診・再診時に特別な料金（特定療養費といい、二〇〇床未満の病院・診療所では必要ありません）が必要な場合もある、というような構造になっています。実際には大変複雑な仕組みになっていますが、これが医療機関によって価格の異なる理由なのです。

（杉山乙矢）

何事も　産官学が　足並みを
ともにそろえて　保つ健康

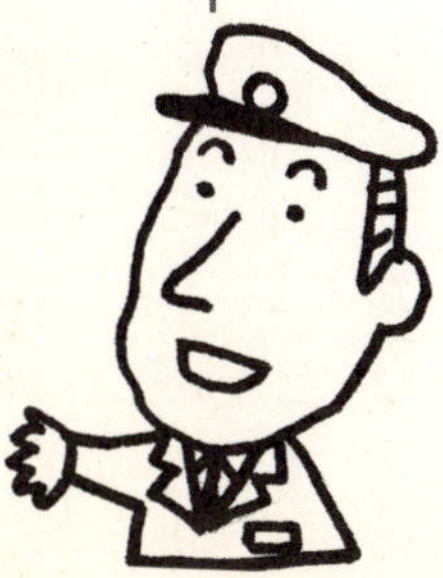

Q 将来的に、日本の医療や社会保障制度が北欧や英国並みに充実する可能性はあるのでしょうか？

（四〇歳・男性）

A

社会保障制度には、公助（普遍主義モデル）、共助（社会保険モデル）、自助（市場重視モデル）の三つのモデルがあります。社会保障制度を国で支えるのが公助です。北欧や英国はこの制度を採用しています。しかし充実した社会保障をすべての人にひとしく提供するためには、それだけ莫大な費用がかかることになります。この制度を維持するために、スウェーデンの人たちは収入の実に八割近くを税金と社会保障費（国民負担率）として負担しています。英国の人たちの負担は五割ですが、提供される医療の質が低下し、緊急の手術さえ受けることができない状況に直面したため、英国のブレア首相は国家予算に占める医療費の大幅な増額を宣言しています。当然のことながら、医療費の増額分は英国の国民が負担することになるのです。

日本は現在、共助（社会保険）の制度をとっています。もし北欧のように、より平等な医療や社会保障制度を求めるならば、より公助の制度に近い制度を選択することになります。税金に社会保障費を加えた日本の国民負担率は、現在三六・一％という大変低いレベルにあります。しかし、日本の政府は財政赤字分（十一％）をさらに上乗せした数字四七・一%を潜在的国民負担率と位置づけ、これを五〇%以下に抑える方針です。現在の状況は、患者の自己負担率を増やす方向にありますので、むしろアメリカ型の自助(市場重視モデル)の方向に向かおうとしているように思えます。

将来の日本が自助の方向に向かうのか、あるいは公助の方向に近づくのか、まさに国民の選択にかかっているのです。しかし皆さんに今、ぜひ認識していただきたいのは、現在の日本の医療制度は、総合的に見ますとWHOが認めているように世界で最も充実した医療制度であるという事実です。日本の医療制度のよさを、もっともっと多くの人に認識していただきたいと思っています。

(木野昌也)

Q

診療報酬が引き下げられる中、相反する要素である「医療の質の向上」のために、各病院はどのような工夫をしているのでしょうか?

(三七歳・男性)

A

医療の質を決めるのは、高額の医療機器や建物、病院の名前ではありません。その医療機関で働く一人ひとりの提供する医療サービスの内容そのものが、医療機関の医療の質を決定します。最近の医療は大変進歩が早く、どんなに優れた人であっても急速に進歩する医療知識と技術を幅広く身につけ、その質を絶えず向上し維持し続けることは並大抵ではありません。

そこで病院では、専門の異なる多くの職種の専門家が一体となって、一人の患者さんのニーズに対応するチーム医療を実践しています。さらに、病院と診療所、あるいは病院どうしが一体となり患者さんのケアにあたります。

最新の医療には、MRIやCT、あるいは最先端の放射線診断機器等の導入は避けられません。しかし、これらの最新の機器は大変高額で、単独の医療機関では導入しても採算がとれない状況にあります。そのような場合には、病院や診療所など医療機関どうしが連携し、お互いの得意な分野に専念し、不得意な分野は他の連携する医療機関に依頼し、限りある資源を互いに振り分けることで有効に利用する努力をしているのです。

さらに、医療機関の診療内容は公開され、病院内外の監視の目にさらされています。病院医療の安全管理体制については、医療事故の防止のために、ほとんどの病院がリスクマネジャーを配置し、病院医療安全管理委員会が活動しています。第三者による病院医療の機能評価も一般的になってきています。

しかし、何といっても、最後に質を決めるのは医療職の医療に対する高いモラルです。日本の医療の現場を支える人たちが、自らの仕事に誇りを持ち、患者第一の精神で仕事に取り組むことがすべての基本です。医療専門職が日常の仕事で疲弊し、毎日の生活に四苦八苦するようでは、患者に質の高い医療を提供することはできません。「医療の質の向上」には、医療現場の労務環境の充実が欠かせないのです。

そういう意味では、医療職の給与費を切り詰めなければならない現状は、大変厳しいといわざるをえません。医療の質の向上には、コストがかかることを十分に理解していただきたいと思います。

（木野昌也）

Q 診療報酬の改善点と医薬分業のメリットについて教えてください。（五一歳・男性）

A

診療報酬の改善点に関しては、診療報酬審議会において、医療者側のみならず支払者側の意見を調整して行われるもので、市場経済の原則に基づき、時代背景によって物価が変わるように双方の意見を聞いて見直しが行われます。ですから、診療費の中で金額の上がるものや下がるものが出てくるということは、医療消費者（患者さん）にとっては合理的な数字になる点がメリットといえます。

医薬分業のメリットについてですが、これはすでに三〇年以上も前からその必要性が叫ばれていたのです。今までは病院や診療所では自前で薬局を持ち、常備薬を保管していましたが、その薬を必ずしも有効期限内に使うことができず、余分な出費を余儀なくされていました。

現在、病院のほとんどが医薬分業となり、特に外来ではこの形式を取っている所が多くなってきました。ですから、これによってむだな出費を抑えることができるようになった点がメリットといえるでしょう。

しかし、都会周辺部や離島など独立した薬局のない場所では、必ずしもそのメリットが生かされているとは思えません。やはり地域に根ざした医療体制が必要だと思います。

（高階經和）

健康は　医師にすべてをまかせずに
維持と予防に　勝るものなし

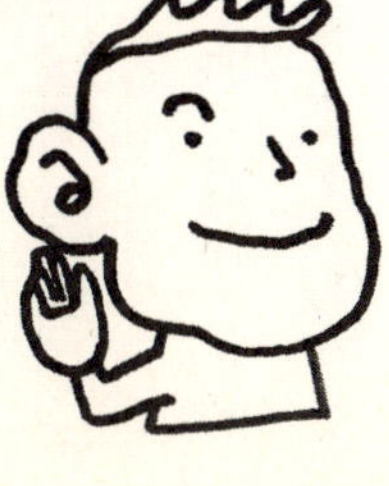

Q

どのような医療を受ければ、いくらぐらいの医療費がかかるのか、明確な基準はあるのでしょうか? モデルケースを教えてください。

(五〇歳・男性)

A

個々の医療機関で行われる医療費の算定方法については、前の質問(P169)でお答えしたとおり、厚生労働省が定める明確な基準があります。しかし、ご質問の「どのような医療を受ければ、どれくらいの医療費がかかるか」を説明するには、もう一つ欠かせない要素が直接関係しており、具体的にお答えするのは非常に困難です。

なぜなら、仮にまったく同じ病気の治療を受けられたとしても、治療を受けられた医療機関や担当した医師により、治療過程が異なるからです。この治療過程の違いが、そのまま医療費に反映されるため、仮に同じ病気であってもかかる医療費は異なります。

特にわかりやすい例として、入院日数の違いが挙げられます。例えば、白内障で眼内レンズを挿入する場合、日帰りで行う医療機関もあれば、一週間近くの入院を勧める医療機関もあるのが現状です。もちろん、同じ病気とはいえ病態はさまざまで、それに伴う個別性は避けられません。しかし、それらを差し引いても余りあるほど、医療機関や担当医の治療過程による違いが、かかる医療費に大きく影響しているのです。

なお、こうした状況を改善するため、近年各種医学会などにおいて「治療の標準化」を進める動きが活発化していますので、将来的には価格差は少しずつ小さくなっていくと思われます。また、特定機能病院（大学病院）などでは医療費の算定方式の一部を「包括払い」と呼ばれる方式に変更し、入院期間の長短にかかわらず、同じ病気の治療であれば同じ医療費にする試みも始められています。

さて、このような理由から、もう一つのご質問である「医療費のモデルケース」の提示は、医療の標準化が進んでいない現状では明確に示せないのが実情です。そこで、次ページの図に二例の医療費概算額を示しますが、あくまで参考ということでご理解ください。

（杉山乙矢）

例１　気管支鏡検査を一般急性期病院で行った場合（１泊2日）
→出来高評価：約11,000点（１点10円）

※実際に医療機関へ支払う額は…

	窓口負担金	食事療養費	合計
国民健康保険・健康保険等 ３割負担の方	33,000円	1,560円	34,560円
老人保健等 1割負担の方	11,000円	1,560円	12,560円

例２・白内障手術を一般急性期病院で行った場合（日帰り）
→出来高評価：約17,400点（1点10円）

白内障手術を一般急性期病院で行った場合（２泊３日）
→出来高評価：約23,000点（１点10円）

※実際に医療機関へ支払う額は…（日帰りも食事をしたと仮定して算出）

	入院日数	窓口負担金	食事療養費	合計
国民健康保険・健康保険等 ３割負担の方	日帰り	52,200円	780円	52,980円
	２泊３日	69,000円	2,340円	71,340円
老人保健等 1割負担の方	日帰り	17,400円	780円	18,180円
	２泊３日	23,000円	2,340円	25,340円

図

Q

保険診療と保険外診療を併用する「混合診療」が将来的に解禁されるそうですが、具体的にはどのような効果がありますか?

（三〇歳・男性）

A

日本の健康保険制度では、健康保険で診ることができる診療の範囲を限定しています。混合診療とは、健康保険の範囲内の部分は健康保険で賄い、範囲外の分を患者さん自身が費用を支払うことで、費用が混合することをいいます。

現在の制度では混合診療は認められておらず、健康保険の範囲内の診療と、範囲外の診療が同時に行われた場合でも、範囲外の診療に関する費用を患者さんから徴収することを禁止しています。もし、患者さんから費用を別途徴収した場合は、その疾病に関する一連の診療の費用は、初診までさかのぼって「自由診療」として全額患者さん負担となるルールになっています。一連の医療サービスの中で、例外として別途費用徴収を行うこと（特定療養費といいます）が認められているのは、差額ベッド（入院したときの個室代）や新しい高度な医療技術などのごく一部です。

さて、「混合診療」が将来的に解禁されるとどのような効果があるかというご質問ですが、これから予想される高齢化社会の進展に伴い、増える医療費の公的負担を節約する効果があります。

「混合診療」は一見、合理的な考えのように見えますが、財政難を理由に保険の給付範囲を見直そうとしている政府は、現在健康保険で診ている療養までも「保険外」とする可能性があります。保険外の診療の費用は患者さんの負担になり、患者さんの負担増となることは間違いないようです。

また、「保険外」として扱われる診療の内容によっては、お金のあるなしで必要な医療が受けられなくなることにもなりかねません。混合診療の問題を語るときには「自分だけが満足したい」という発想ではなく、常に「社会としてどうあるべきか」という視点を持たなければならないと考えます。

（加納康至）

Q

患者が看護内容に差をつけられたり、入院期間中の保険点数制限によって入院先をたらい回しにされるのは、現行の保険制度ではやむをえないことなのでしょうか?

（五五歳・女性）

A

医療資源には限りがあります。限られた資源を限られた費用で有効に利用するために、医療機関は機能別に分類されるようになりました。

今まで、ただ「病院」と呼ばれてきた医療機関も、大学病院などの特定機能病院、地域医療支援病院、一般急性期病院、療養型病院と、提供される医療内容の特徴により分類されるようになりました。例えば、急性期の最重症の患者を収容する医療機関には医師・看護師や、その他多くの専門職が多数配備されていることが必要ですが、長期の療養が必要な患者を収容する慢性期病院や療養型病院では、必要なのはゆったりと療養できる環境なので、急性期病院ほどの数の医療専門職を抱える必要性は低いといえます。つまり、看護内容に差をつけているのではなく、患者さんのケアの必要に応じた医療環境を提供しているのです。

急性期の医療が終了し退院可能な人が、自宅での生活が困難であるという理由で老人保健施設や老人ホームに転院するということがあります。そのような方たちは、急性期病院を「追い出される」という感覚にとらわれるのでしょう。医学的に見て、急性期の病気が安定した状態にあるのに、いろいろな理由で自宅に帰れないために病院に入院するというのは問題です。

現在、日本の医療機関だけが世界で飛びぬけて病院の平均在院日数が長い状況にあります。世界中の医療機関の平均在院日数が一〇日前後であるのに対し、日本では急性期病院でも平均二〇日を超えています。

病院には医療事故や医療ミス、院内感染などの危険があふれています。また、病院のベッド上での長期の安静がひいては褥瘡の発生、肺梗塞といった合併症を引き起こす可能性もあるのです。つまり病院生活はできるかぎり短くするのがよいのです。

ですから現行の保険制度の問題ではなく、患者さん側の意識も変わる必要があると思います。

（木野昌也）

⑤ 患者・医師関係について

Q

新聞の家庭欄などでいろいろな先生方の医療記事を目にしますが、一方では現実とのギャップも感じます。先生方は普段の診療でどのようにインフォームド・コンセントを実行されているのでしょうか？　また、その重要性についても改めて教えてください。

（五〇歳・女性ほか）

A

インフォームド・コンセント（以下ＩＣ）というと何か特別なもののように聞こえますが、決してそんなことはありません。病態や治療についての説明をわかりやすい言葉で行って、それに対する患者さんの同意を得るということを意味しています。

先進諸国の医療の世界では、「患者の自己決定権」すなわち、患者さんが自分の意思で検査や治療を受けるのを決定することが最優先されていますが、自己決定するためには、ＩＣが必須になってくるのです。

例えば、診察中に「今から胸部の聴診をしますから、上半身裸になってください」

と言うのも、ＩＣといえないこともありません。もし、何か特別な理由、例えば患者さんが女性のイスラム教徒であって男性の前で肌を見せられないといった場合は、診察のその部分を断ることができます。

ＩＣは医師が責任をもって行うもので、患者さんが前もって勉強したりする必要は、あまりありません。医師の説明がわからなければ、正直にわからないと言えばよいのです。

日本では、ＩＣはまだまだ特別視されているので、医師の側もぎこちなく、しゃくし定規な所があるようです。ＩＣの概念は、欧米ではずいぶん以前から普通に行われてきたので、医師と患者が納得いくまで話し合うというのが一般的な医療形態になっていて、これが自然とＩＣに基づいた医療になっています。

（木戸友幸）

Q

インフォームド・コンセントの際、患者とその家族が医師の説明をきちんと理解するためには、一般向けの医学書などであらかじめ勉強が必要なのでしょうか？

（五五歳・男性ほか）

A

インフォームド・コンセントというのは、私が四〇年前にアメリカに留学していたころから、すでに当然のことのように、患者さんや家族に対して病気についての説明が行われていました。残念ながら、日本の大学医学部では一部の大学を除いて、患者さんに対するインフォームド・コンセントの仕方を教えているところがありません。

おっしゃるように、患者さんや、その家族の方が医学のことに素人である場合は、なかなか自分の病気や、家族の病気のことについては理解できないことも多いと思います。

やはり一般向けの医学書や、最近ではインターネットでかなり詳しい医学情報が得られるようになっていますから、その病気についての予備知識を持っておくことをお勧めします。

（髙階經和）

Q

インフォームド・コンセントはあっても、患者への配慮が足りなかったり、忙しいのか話をちゃんと聞いてくれない先生も少なくありません。まだまだ患者の立場は弱く、医師の言いなりになることも……ご意見をお聞かせください。

（六六歳・男性ほか多数）

A

先のご質問でもお答えしましたが、アメリカの医師は本当に常識的に患者さんにわかるようにやさしく、丁寧に説明するようにしていました。その背景には日本と違って多民族国家であるため、教養のレベルが一様でないことが挙げられますが、それよりも医師も社会人の一人として、医療を通して社会にサービスをするという倫理観があるからだと思いました。

「こんなに違う　日米の医学教育」の中で、中野次郎先生も述べておられますが（P86参照）、日米の臨床医学教育にはかなりの開きがあることも事実です。

日本における医学部教育に、インフォームド・コンセントの考え方が導入されたのは、残念ながら約二〇年前からです。ですから、医師が社会人の一人として患者さんのために時間を割いて、説明することが医師の責務であると自覚していないことも事実です。

医師も一人の人間です。一般の方々からの意見や、批判があって初めて向上するものだと思います。昔と違って医師のあり方も大きく変わりつつあります。どうか、遠慮をなさらずに医師に疑問を投げかけてください。それに応えられない人は、医師としての資質に欠けるからだと思います。

（高階經和）

よい医師は　技術はもちろん　説明も
やさしくわかる　言葉にこそ

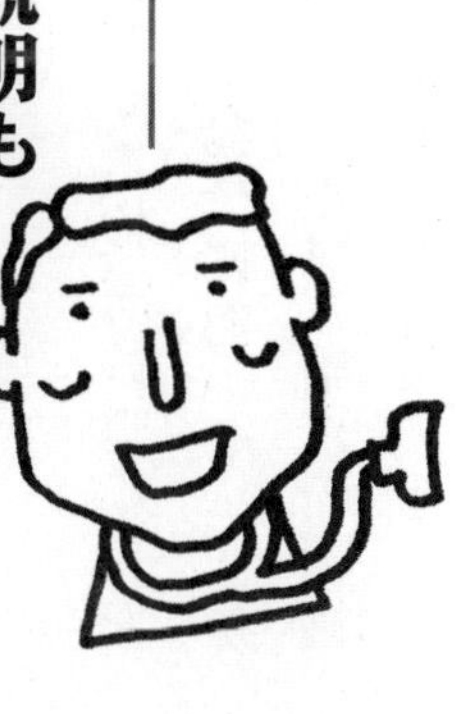

Q 現在、カルテなど医療情報の開示はどのような条件で行われていますか？（四三歳・男性）

A

現在、厚生労働省の「医療分野における規制改革に関する検討会」（座長＝宮武剛・埼玉県立大学保健医療福祉学部社会福祉学科教授）において、医療規制のあり方が検討されています。その中に、カルテ・レセプト（医療費請求の明細書）の開示をめぐる議論があり、「希望する患者に対しては開示するのは当然」という共通認識は一致しています。

しかし、カルテ・レセプトのどのような開示方法が最良かという点に関しては議論があり、法律ではなく医療機関の自主的な取り組みで進めるべきとする意見や、患者さんが知りたいと思えば個人の権利が優先されるべきという意見が出ています。今後、カルテ・レセプトの開示については、個人情報保護法により、医療機関が原則としてカルテの開示義務を負うことを前提に、個別法でカルテ開示を法制化する必要性などについて最終的な報告書が、平成十五年中にとりまとめられる予定といわれています。

一方、日本医師会では平成十二年一月から「診療情報の提供に関する指針」が実施されています。また、平成十一年七月に医療審議会がとりまとめた「医療提供体制の改革について（中間報告）」の中で、医療従事者側の自主的な取り組みや環境整備の状況を見つつ、さらに検討されるべきという旨が示され、そして、平成十四年七月に厚生労働省は「診療に関する情報提供等の在り方に関する検討会」を設置しました。

現在、カルテの開示も含めた診療情報の提供については、患者さんと医療従事者とのよりよい信頼関係の構築、情報の共有化による医療の質の向上、医療の透明性の確保、患者さんの自己決定権、および知る権利の観点などから積極的に推進することが求められています。また、生活習慣病等を予防し、患者さんが積極的に自らの健康管理を行っていくうえでも、患者さんと医療従事者が診療情報を共有することが重要となってきています。

平成十五年六月に患者さんと医療従事者が診療情報を共有し、患者さんの自己決定権を重視するインフォームド・コンセントの理念に基づく医療を推進するため、患者さんに診療情報を積極的に提供するとともに、その求めに応じて原則として診療記録を開示すべき、という基本的な考え方の下に報告書がとりまとめられました。そして同報告書をふまえて、平成十五年九月十二日に厚生労働省は「診療情報の提供等に関する指針」を策定しました。参考資料としてその指針を掲載いたしますので、ご覧ください。

参考資料：診療情報の提供等に関する指針（厚生労働省資料より）

1　本指針の目的・位置付け

○本指針は、インフォームド・コンセントの理念や個人情報保護の考え方を踏まえ、医師、歯科医師、薬剤師、看護師その他の医療従事者及び医療機関の管理者（以下「医療従事者等」という。）の診療情報の提供等に関する役割や責任の内容の明確化・具体化を図るものであり、医療従事者等が診療情報を積極的に提供することにより、患者等が疾病と診療内容を十分理解し、医療従事者と患者等が共同して疾病を克服するなど、医療従事者等と患者等とのより良い信頼関係を構築することを目的とするものである。

○本指針は、どのような事項に留意すれば医療従事者等が診療情報の提供等に関する職責を全うできると考えられるかを示すものであり、医療従事者等が、本指針に則って積極的に診療情報を提供することを促進するものである。

2　定義

○「診療情報」とは、診療の過程で、患者の身体状況、病状、治療等について、医療従事者が知り得た情報をいう。

○「診療記録」とは、診療録、処方せん、手術記録、看護記録、検査所見記録、エックス線写真、紹介状、退院した患者に係る入院期間中の診療経過の要約その他の診療の過程で患者の身体状況、病状、治療等について作成、記録又は保存された書類、画像等の記録をいう。

○「診療情報の提供」とは、①口頭による説明、②説明文書の交付、③診療記録の開示等具体的な状況に即した適切な方法により、患者等に対して診療情報を提供することをいう。

○「診療記録の開示」とは、患者等の求めに応じ、診療記録を閲覧に供すること又は診療記録の写しを交付することをいう。

3　診療情報の提供に関する一般原則

○医療従事者等は、患者等にとって理解を得やすいように、懇切丁寧に診療情報を提供するよう努めなければならない。

○診療情報の提供は、①口頭による説明、②説明文書の交付、③診療記録の開示等具体的な状況に即した適切な方法により行われなければならない。

4　医療従事者の守秘義務

○医療従事者は、患者の同意を得ずに、患者以外の者に対して診療情報の提供を行うことは、医療従事者の守秘義務に反し、法律上の規定がある場合を除き認められないことに留意しなければならない。

5　診療記録の正確性の確保

○医療従事者等は、適正な医療を提供するという利用目的の達成に必要な範囲内において、診療記録を正確かつ最新の内容に保つよう努めなければならない。

○診療記録の訂正は、訂正した者、内容、日時等が分かるように行われなければならない。

○診療記録の字句などを不当に変える改ざんは、行ってはならない。

6　診療中の診療情報の提供

○医療従事者は、原則として、診療中の患者に対して、次に掲げる事項等について丁寧に説明しなければならない。

①現在の症状及び診断病名

②予後

③処置及び治療の方針

④処方する薬剤について、薬剤名、服用方法、効能及び特に注意を要する副作用

⑤代替的治療法がある場合には、その内容及び利害得失（患者が負担すべき費用が大きく異なる場合には、それぞれの場合の費用を含む。）

⑥手術や侵襲的な検査を行う場合には、その概要（執刀者及び助手の氏名を含む。）、危険性、実施しない場合の危険性及び合併症の有無

⑦治療目的以外に、臨床試験や研究などの他の目的も有する場合には、その旨及び目的の内容

○医療従事者は、患者が「知らないでいたい希望」を表明した場合には、これを尊重しなければならない。

○患者が未成年者等で判断能力がない場合には、診療中の診療情報の提供は親権者等に対してなされなければならない。

7　診療記録の開示

（1）診療記録の開示に関する原則

○医療従事者等は、患者等が患者の診療記録の開示を求めた場合には、原則としてこれに応じなければならない。

○診療記録の開示の際、患者等が補足的な説明を求めたときは、医療従事者等は、できる限り速やかにこれに応じなければならない。この場合にあっては、担当の医師等が説明を行うことが望ましい。

（2）診療記録の開示を求め得る者

○診療記録の開示を求め得る者は、原則として患者本人とするが、次に掲げる場合には、患者本人以外の者が患者に代わって開示を求めることができるものとする。

①患者に法定代理人がいる場合には、法定代理人。ただし、満15歳以上の未成年者については、疾病の内容によっては患者本人のみの請求を認めることができる。

②診療契約に関する代理権が付与されている任意後見人
③患者本人から代理権を与えられた親族及びこれに準ずる者
④患者が成人で判断能力に疑義がある場合は、現実に患者の世話をしている親族及びこれに準ずる者

（3）診療記録の開示に関する手続

○医療機関の管理者は、以下を参考にして、診療記録の開示手続を定めなければならない。
①診療記録の開示を求めようとする者は、医療機関の管理者が定めた方式に従って、医療機関の管理者に対して申し立てる。なお、申立ての方式は書面による申立てとすることが望ましいが、患者等の自由な申立てを阻害しないため、申立ての理由の記載を要求することは不適切である。
②申立人は、自己が診療記録の開示を求め得る者であることを証明する。
③医療機関の管理者は、担当の医師等の意見を聴いた上で、速やかに診療記録の開示をするか否か等を決定し、これを申立人に通知する。医療機関の管理者は、診療記録の開示を認める場合には、日常診療への影響を考慮して、日時、場所、方法等を指定することができる。
なお、診療記録についての開示の可否については、医療機関内に設置する検討委員会等において検討した上で決定することが望ましい。

（4）診療記録の開示に要する費用

○医療機関の管理者は、申立人から、診療記録の開示に要する費用を徴収することができる。

8　診療情報の提供を拒み得る場合

○医療従事者等は、診療情報の提供が次に掲げる事由に該当する場合には、診療情報の提供の全部又は一部を提

供しないことができる。
①診療情報の提供が、第三者の利益を害するおそれがあるとき
②診療情報の提供が、患者本人の心身の状況を著しく損なうおそれがあるとき
〈①に該当することが想定され得る事例〉
・患者の状況等について、家族や患者の関係者が医療従事者に情報提供を行っている場合に、これらの者の同意を得ずに患者自身に当該情報を提供することにより、患者と家族や患者の関係者との人間関係が悪化するなど、これらの者の利益を害するおそれがある場合
〈②に該当することが想定され得る事例〉
・症状や予後、治療経過等について患者に対して十分な説明をしたとしても、患者本人に重大な心理的影響を与え、その後の治療効果等に悪影響を及ぼす場合
※個々の事例への適用については個別具体的に慎重に判断することが必要である。
○医療従事者等は、診療記録の開示の申立ての全部又は一部を拒む場合には、原則として、申立人に対して文書によりその理由を示さなければならない。また、苦情処理の体制についても併せて説明しなければならない。

9　遺族に対する診療情報の提供
○医療従事者等は、患者が死亡した際には遅滞なく、遺族に対して、死亡に至るまでの診療経過、死亡原因等についての診療情報を提供しなければならない。
○遺族に対する診療情報の提供に当たっては、3、7の(1)、(3)及び(4)並びに8の定めを準用する。ただし、診療記録の開示を求め得る者の範囲は、患者の配偶者、子、父母及びこれに準ずる者(これらの者に法定代理人がいる場合の法定代理人を含む。)とする。

○遺族に対する診療情報の提供に当たっては、患者本人の生前の意思、名誉等を十分に尊重することが必要である。

10　他の医療従事者からの求めによる診療情報の提供

○医療従事者は、患者の診療のため必要がある場合には、患者の同意を得て、その患者を診療した又は現に診療している他の医療従事者に対して、診療情報の提供を求めることができる。

○診療情報の提供の求めを受けた医療従事者は、患者の同意を確認した上で、診療情報を提供するものとする。

11　診療情報の提供に関する苦情処理

○医療機関の管理者は、診療情報の提供に関する苦情の適切かつ迅速な処理に努めなければならない。

○医療機関の管理者は、都道府県等が設置する医療安全支援センターや医師会が設置する苦情処理機関などの患者・家族からの相談に対応する相談窓口を活用するほか、当該医療機関においても診療情報の提供に関する苦情処理の体制の整備に努めなければならない。

12　診療情報の提供に関する規程の整備

○医療機関の管理者は、診療記録の開示手続等を定めた診療情報の提供に関する規程を整備し、苦情処理体制も含めて、院内掲示を行うなど、患者に対しての周知徹底を図らなければならない。

（中尾正俊）

Q 安楽死や尊厳死の場合、家族に対してどのようなインフォームド・コンセントを行えばよいのでしょうか？（四八歳・女性）

A

このご質問自体に気になる点がいくつかあります。質問者は医療従事者と思われますが、まず、質問者の施設では安楽死を行っているのでしょうか？　そして、質問者は尊厳死の定義や意味をどう捉えておられるのでしょうか？　また、患者さんではなく家族にのみ言及していますが、患者さんはどうされているのでしょうか？　などです。また、「インフォームド・コンセントを行う」のではなく「インフォームド・コンセントを得る」が正しい表現と思います。

このご質問は、安楽死・尊厳死の定義をはっきりさせて、共通の理解の下で話さないと誤解を招きやすい問題です。安楽死（この場合、「意図的に死なせることを目的とし、死ぬことで苦痛から患者を解放する」という積極的安楽死として話を進めます。他の消極的安楽死などを持ち出すと話が混乱するので）が、ホスピス・緩和ケア病棟で行われることは現在の日本では考えにくいのです。ホスピス・緩和ケア病棟で積極的安楽死を行うこと自体が、「最期まで苦痛緩和に全力を尽くす」というホスピス・緩和ケアを否定してしまうことになります。安楽な最期を目指すことはあっても、死なすことで安楽を得させる行為は決してしないからです。

安楽な最期というのは、単に身体的に安楽というだけではなく、精神的、社会的、スピリチュアルといった要素が統合された「安楽さ」であって、辛いけど幸せともいえる状態のことで、決して単純な安楽さではありません。これは、その人の尊厳を最期まで守ることにほかなりません。ですから、ホスピス・緩和ケア病棟での医療は、その人の尊厳を最期まで「守る」医療であり、尊厳死をことさらに強調することはありません。人間の尊厳が最期まで守られるのは当たり前のことであり、どこであっても行われなければならないことです。ことさらに「尊厳死を」と求められるのは、医療のみならず社会全体の歪みによるものと思えてなりません。

まとめますと、積極的安楽死について家族にインフォームド・コンセントを得ることはありませんし、少なくとも現在の日本の病院ではあってはならないことでしょう。仮に将来、安楽死が法的に認められ、守られるようになったとしても、人の手によって人を死なせる行為は殺人です。

また、尊厳死について家族にインフォームド・コンセントを得ることもありません。緩和ケアの中では、ご本人、家族とともに話し合い、考え合って、支え合っていくことが重要かつ原則であり、尊厳ある死とはその結果であるように思います。また、尊厳とは、誇り高く生き抜くことであり、あえて苦痛の多い道を選ばれる方もおります。そこにある価値観はさまざまです。我々にできることは、その人の価値観を見極め、それを最大限尊重することだけです。それはきれいごとではすまされない、とても深く厳しいことなのです。安楽と尊厳はとても重要なポイントですが、その表面的な言葉の意味だけにとらわれていては大事なものを見落としてしまいます。

標準的な治療の限界となった癌末期の患者さんで、ホスピス・緩和ケア病棟に入れる方はまだまだ少ないです。多くの患者さんは一般病院や急性期病院で癌末期を迎えられています。ホスピス・緩和ケア病棟と異なり、いろいろな制度上、病棟の運営上などの問題点から緩和チーム医療が十分できにくい急性期・一般病院では、この理念と現場とのギャップにほとんどの医師、看護師はじめチーム医療を行う医療従事者が苦悩しているのが現実です。

筆者の属する急性期病院も、「どうすればホスピス・緩和ケア病棟と同様に、尊厳ある死を迎えてもらえるか」あれこれ悩み、模索していますが、積極的安楽死や尊厳死について家族にインフォームド・コンセントを得ることは決してありません。あるホスピス・緩和ケア専門医からも、「延命治療の対極にホスピス・緩和ケアがあるのではなく、苦痛の緩和を最大限行いながら、一日でもよい状態で過ごせるように援助するという視点が必要と思います。多くの医師は、いわゆる延命治療中止＝安楽死や尊厳死と誤解しているように思います。つまり、安楽死でなく『安易な死』と感じているのです。ですから医学的に適応と限界を十分に検討する必要があると思います」とのご意見をいただいております。

患者さん一人ひとりの価値観を見極め、それを最大限尊重していくのに明快に決められた解答はないと思います。筆者は「限られた時間しかとれなくても、日常から医師と看護師が対等の立場で話し合うカンファレンスを多く持つことで、医師が独断的にならずに、チーム医療を行うこと」が最も大切で、この姿勢を持ち続けることが解答につながると考えています。

つまるところ、医師と看護師を中心に日ごろからカンファレンスを一緒に行い、ともに悩み考えることしかないと思います。そしてお互いを認め合うことでしょう。お互いの考え方を理解し合う、認め合う、支え合う。緩和ケアはチーム医療だといわれるゆえんです。最後まで悩み抜いて、悩みながら患者さんの最期を看取ることも少なくありません。患者さんと家族と一緒に悩み抜くしかないのです。

これからもチームで考え続けていきましょう!!

（岡田圭司・斎藤隆晴）

Q

名医とは「できないことは、できない」と言える先生だと思いますが、それをきちんとできる先生があまりにも少ないです。どう思われますか？（四四歳・男性）

A

まさにおっしゃるとおりです。医師が自分の守備範囲を自覚していれば「この病気の診断は自分にはできないから、専門医を紹介しましょう」と言えるはずです。私も、できないことはできないと皆さんにはっきり申し上げております。

もし、それができないとすれば、その方は医師になる前の社会的訓練ができていないのではないでしょうか？　これは医学教育を受けられる以前に問題があるように思えます。

今後は、資質のある立派な医師を教育するため、行政に頼らず大学当局も自ら独自の卒前・卒後教育プログラムを組み、語学にも堪能な世界に通用する医師を養成するべきだと願っています。

（髙階經和）

Q 手術などのとき、主治医などへのお礼のことをよく聞きますが、どのようにお渡しすればよいのでしょう？　（七六歳・女性）

A 原則的には外科医はもちろん、主治医に対してお礼はなさらないのがよいと思います。もし、お礼をしないために手術が上手くいかなかったということは、絶対にありえません。もし、そうだとすれば、その外科医は医師としての倫理観の欠如した人間であり、論外です。私は今までに患者さんからのお礼や、盆暮れの贈り物は一切辞退してきました。

「よい医者の選び方」の所（P124参照）でも書いておきましたが、よい医者というのは、決してお礼によってよい治療や、手術をするような人ではありません。私たちにとって、いちばんうれしいことは患者さんがよくなられることです。どうか不必要な心配はなさらないでください。

（高階經和）

Q

「QOL～生活の質」という言葉を最近よく聞くのですが、実際の例として、どんな場合にQOLが大切なのかを教えてください。

（五八歳・男性）

A

この言葉は今から約三〇年前の一九七二年に、Dulkeyという先生が「人生の充実度とは、人生を豊かにする満足度の集積である」と定義しました。しかし、現在、テレビや新聞、雑誌などでは、「生命の質」あるいは「生活の質」といった訳語が使われています。

人間が普通の生活をするうえで、「満足とは何か」ということを考えてみますと、

①健康状態
②家庭生活
③経済状態
④社会活動
⑤精神状態
⑥環境

⑦対人関係
⑧体力

などあらゆる面でバランスが取れているのが理想だと思います。

ここで一つの例をお話しましょう。アメリカでオリンピック代表選手に選ばれた陸上選手が大勢いました。そのうちの二人が、オリンピック直前に練習中、足首の骨折を起こしてしまったのです。二人のうち、オリンピックの試合に出られなくなった一人の選手は選手生命が絶たれたと思い、落胆のあまり陸上選手をやめてしまいました。もう一人は、骨折が治ってからはコーチの道を選びました。この二人のＱＯＬはいったいどちらが高いのでしょうか? つまり、「人生の充実度」は後者の方が高いと思われます。

もちろん、これはケガに対する考え方の違いですが、人生の方針を決めるのは各個人の問題です。決して他人ではありません。ですから、自分が現在置かれた立場をどう捉え、また将来はどういった対応をするのかが大切になるのです。ＱＯＬとは自分が考えることであり、極めて主観的な判断と評価なのです。

病気をした場合でも同じことがいえます。大きな病気をした場合や、慢性疾患や、悪性疾患にかかった場合には、誰でも将来に対する生活の不安や、体力に自信がなくなり、うつ状態になるものです。

しかし、中にはたとえ癌であることがわかっても、明るく生きておられる方々を多く見かけます。このように、現在は癌であっても初期の場合なら完全に治癒することができますし、決して落胆するものではありません。

人生はいかに生きるかということによって、その人の充実度が変わってくるものだと思っています。

（髙階經和）

⑥ 高齢者医療について

Q 後期（超）高齢者の終末期医療とは、どのような場合に選択されるのですか？（七一歳・女性）

A 現在、わが国の年間死亡者数は約九〇万人で、十年後には一四〇万人に増加するといわれています。この増加分のほとんどが高齢者であり、十五年後には高齢者のターミナルケアが約五〇万人に上ると予測されています。大阪府医師会では大阪府民に対して終末期医療に関する調査を行いましたが、「どこで死を迎えたいか？」の質問に対して六割が「家庭」で最も多く、次いで「病院」が三割、「老人福祉施設」はわずかでした。

末期医療・ケアに対する考え方は、時代とともに少しずつ変わりつつあります。超高齢社会を迎えて、特に超高齢者の終末期医療については「生命の尊重」を第一義とする従来からの医の論理・倫理と異なり、病気の末期と老いの末期が複合している高齢者の末期において、その人の自律権、個人の尊厳に重きを置いたＱＯＬ中心の対応がより重要であるとする考えがあります。

日本老年医学会においては、「高齢者の終末期医療およびケアに関する立場表明」の中で終末期の定義を「病状が不可逆的かつ進行性で、その時代に可能な最善の治療により病状の好転や進行の阻止が期待できなくなり、近い将来の死が不可避となった状態」としています。立場表明の中では、高齢者の多様な病態や個人差を考慮し、現時点においては余命の予測は困難との判断から、終末期の定義には具体的な期間の規定を設けていません。

医療の現場においても、しばしば「終末期医療」と「ターミナルケア」という用語が同義語のように捉えられがちですが、人生の終末期において、医療はその一部にのみ関与するものであり、実際には看護や介護を含めた包括的なアプローチが必要と考えられています。人口の高齢化に伴い、人生の終末期を高齢期に迎えることが多くなっている現代においては、終末期医療という概念は、担癌状態の末期において余命が限られた状態のみでなく、ほとんどの人がその人生の終末期において供与される、いわば普遍性を持った医療の概念であると考えられています。

「どこで最期を迎えるべきか」という患者さんの選択(自己決定権)を無視する権利は、医師や病院にはないはずです。ところが不幸にも、文明化した現代では、死を次第に病院という施設の中に閉じ込めることになっています。確かに急性期であれば、年齢を問わず強力な医療が必要ですが、自然の老化が併行している高齢者にとって、過去の記憶を留めない空間である「病院」という管理環境では、人生の終焉場所にふさわしくないのではないかと考えられています。地域での社会資源の状況が不備であり、患者さん自身の痴呆の状態などにより、家族制度が変容し介護者が確保できなければ、在宅でのターミナルケアは困難なため、決して本人の望む生活を過ごせるとは限らず、入院せざるをえなくなっているのです。

自分らしい「生」をまっとうするために、在宅医療を選択される高齢者が増加しています。現在の医療技術をもってしても明らかな治療効果の期待できない高齢者に対し、QOLの向上と併せ、単なる延命処置ではなく、残された日々を人間として充実した生活が送れるよう身体的、精神的苦痛を緩和し、社会的ケアを含めた全人的な尊厳のある死を迎えるためには、地域の在宅ケアチームのネットワークの構築と強化が必要と考えます。そして地域の医師どうし、看護師、保健師、さらに他の医療専門職、そして介護職、加えて地域住民との連携協力も拓かれようとしています。また、緊急時に入院できる後方病院も必要です。これには、自治体と医師会をはじめとした専門職団体との、医療と保健・福祉における地域協働体制の確立が必要不可欠です。

現在の所、在宅で人生の終焉を迎えることが不可能な方に対して、老人保健施設や介護福祉施設でのターミナルの迎え方として次の条件が提案されております。
①医師、看護師、介護士、支援相談員と家族が相談のうえ、病院と違うさまざまな条件について納得され同意されること
②家族が付き添うことが条件で一緒に看取る気持ちを大切にする
③医師が死亡確認後、看護師、介護士、家族とともに死後の処置を行う
④個室に転室し、静かな看取りの環境づくりに努める
なお、日本老年医学会倫理委員会においては、高齢者の終末期医療およびケアに関する基本方針についての立場を表明しています。次に参考資料としてその要約を示しておきましょう。

参考資料：高齢者の終末期医療の基本的方針（日本老年医学会倫理委員会資料を要約）
（1）高齢であることや自立能力が低下しているなどの理由により、適切な医療およびケアが受けられない差別があってはならない。
（2）高齢者の終末期医療およびケアは、患者個々の価値観や思想、信仰を十分に尊重して行わなければならない。
（3）終末期医療では、患者の生活の質（QOL）の維持、向上に最大限の配慮がなされるべきである。
（4）終末期医療およびケアには、患者本人だけでなく、家族などのケアも含まれる。
（5）終末期における医療およびケアは医学のみならず看護、介護、社会、心理など幅広い領域を含む集学的医療

およびケアである。

（6）終末期医療およびケアにおいて施行される医療処置は、患者への利益が医学的に保証されたものであるべきである。

（7）患者の「尊厳」や「自律性」の尊重は、個々の文化的背景などに配慮すべきである。

（8）終末期患者が最善の医療およびケアを受ける権利を保障するために、医療者は実践的な教育を受けるべきである。

（9）「終末期の医療およびケア」は、終末期患者のQOL向上に役立つものであることを、国民が理解することが望まれる。そのためには国民に対しての終末期のケアおよび死に関する教育が必要である。

（10）あるべき「終末期の医療およびケア」の実現のためには、社会制度的支援が不可欠である。

（11）十分な資金提供のもとに、あるべき「終末期の医療およびケア」の実現を目指す研究の推進が必要である。

（12）終末期における医療やケア行為の是非を検証できるような第三者を含めた「倫理委員会」を各医療機関に設置し議論を行うと同時に、そこでの議論を広く公開し、国民の意見にも耳を傾けるシステムを作るべきである。

（中尾正俊）

Q 慢性疾患の患者でも、容易に転院できる方法はありますか？（六二歳・男性）

A

このご質問では、「容易に」という意味が少しわかりにくいです。日本の保険診療の特徴の一つは「フリーアクセス」なので、どこでも診てもらうことは可能です。

外来通院で慢性疾患を治療されている場合、転院はいろいろな理由で起こります。例えば転勤、転職、住居の移動など物理的に通院が困難になるような場合、転院は容易です。はっきりと理由をお話しになって紹介状を書いてもらい、今までの病状や治療状況などのデータを転院先でも活用してもらうことができます。

そうでない場合、例えば通院は可能でも、あなたが「医師との信頼関係が保てない」と考えておられる場合などですが、やはり転院は容易です。ただし紹介状などを書いてもらうのは容易でないかもしれません。今後、医療のＩＴ化が進み、診察券に病歴や治療歴などの個人情報が入ったものが普及すれば、そういう必要もなくなるかもしれませんね。

（加納康至）

Q 現在六三歳です。健やかに年をとるために、今から介護の勉強をしたいのですが、いかがでしょうか？
（六三歳・男性）

A

昭和二〇年代までに生まれた人が見てきた家族の風景とは、親子三世代でした。しかし、社会を構成する一人ひとりの一生の単位が人生五〇年という枠組みから八〇年に延びたことにより、親子四世代が標準になりました。二一世紀に入り、第一世代は八五～九五歳の超高齢者、第二世代は還暦世代の高齢者、第三世代が三〇～四〇歳代、第四世代が昔の孫のイメージということになり、直系家族のサイズの標準は四世代ということになっています。

「介護」は高齢社会になり誕生した言葉であり、そもそも二〇年前には「介護」という言葉は存在しませんでした。高齢社会の進展とともに「介護」という事実が生まれ、その事実に時代が与えた言葉です。「看取り」とか「介抱」とかいわれていたものが重厚長大化したものを「介護」と呼ぶと考えられます。

「重」とは重度化で、何本もチューブをつけた人が急性期医療は終了したという理由で自宅へ送り返されてきている状況だと考えていただければよいかと思います。

「厚」とは老老介護により共倒れする危険性がある状況です。厚生労働省の報告によると、六〇歳以上の主たる介護者が家族介護者の約半数を占めております。六〇歳代はまだまだ十分働ける年代ですが、主たる介護者として介護を行うには多少辛い年代ではないでしょうか。

「長」とは介護の長期化です。以前は「寝たきり状態」になると一年以内に亡くなる方が多かったのですが、二一世紀に入り厚生労働省の統計でも三年以上の在宅介護者が半数を超えているのが現状です。

「大」とは少子化とも関連しており、多重介護（遠距離通勤介護）で、五人に一人が複数の家庭を介護しているのが現状です。

現在の介護は重厚長大化しており、戸籍上は子供がいてもそばにいるとは限りません。そこに「介護職」という職種が必要となるのです。今までの医療では臓器の疾患があるかどうかに重点が置かれていましたが、高齢者においては日常生活動作、精神機能、社会的状況を総合的に評価して包括的な医療およびケアを行うべきだといわれています。これからの高齢者の介護として重要なことは患者の立場に立った医療が行われることは当然のことであり、自立機能障害を予防し、ＱＯＬの向上と維持が最終の目的になっていくと思われます。高齢者の立場に立った介護を行うために大事なことは、患者の自立機能、精神機能、社会的状況の三つを総合的に評価して、効果的な介護を行うという姿勢であると思われます。

ホームヘルパー（訪問介護員）には一級と二級があります。二級は、お年寄りや障害を持つ方が充実した生活を送れるように援助するのが仕事です。介護保険制度で、ますます増加し続けると予測される高齢者を社会全体で支える仕組みができましたが、介護の中心となる二級が大変不足しているのが現状です。また、福祉の現場で求められているのはチーム運営方式のキーパーソンで、一級は〝主任ヘルパー〟となるための基本条件であり、ヘルパーさんの指導・相談援助業務や、サービス提供責任者、養成機関でのヘルパーさんの養成など、ますます活躍の場を広げることが可能です。介護保険制度の施行に伴い、従来からある地域住民によるインフォーマルな支援に加えて、フォーマルな「介護職」が重要視されています。がんばって介護の勉強をしていただき、高齢者の生活支援を生き生きと行っていただきたいと思います。

費用は二級の養成講座で六万九五〇〇～九万円、一級講座で十六万～十九万円程度かかるようです。資料として、次ページに二級の養成講座の内容を掲載しておきます。

ここで、理学療法士であり「介護」に造詣が深い三好春樹の言葉を送りましょう。

「老人介護はおもしろい仕事なんですよ。」

（中尾正俊）

参考資料：ホームヘルパー２級の養成講座の内容

講義・実技課目	時間数
人権研修	2
高齢者・障害者（児）の心理	3
高齢者・障害者（児）の家族の心理	3
共感的理解と基本的態度の形成	3
レクリエーション体験学習	3
基本介護技術（痴呆老人の介助法）	3
基本介護技術 （パーキンソン病、脳卒中の症例と介助法）	3
基本介護技術 （寝返り、起き上がりの自立法、介助法）	3
基本介護技術 （立ち上がり、座位の確保の自立法、介助法）	3
基本介護技術（食事ケア、口腔ケア）	2.5
基本介護技術（排泄ケア）	3.5
基本介護技術（障害に合った住宅改造と介護用品）	3
基本介護技術（車椅子の介助、視聴覚障害者の援助）	3
基本介護技術 （身体の清潔～シーツ交換、清拭、感染症など）	3
基本介護技術（入浴の介助）	3
ケアプランの作成と記録・評価	5
共感的理解と基本的態度の形成	1
施設実習（全40時間）	40
救急救命講習（希望者のみ）	3

Q

高齢者医療の現場において、今、何が問題になっていますか。また、高齢社会到来に対して、医療の将来的な展望を教えてください。（七五歳・女性ほか多数）

A

欧米諸国では一〇〇～一五〇年かけて高齢社会を迎えていますが、わが国では約五〇年という非常に速い速度で高齢化社会を迎え、その結果、医療を含めた社会にいろいろな歪みを生じてきています。

アメリカでは、社会生活を尺度・指標にして活動的な高齢者をヤング・オールドと呼び、社会生活が非活動的な高齢者をオールド・オールドと呼んでいるそうです。オールド・オールドの二五％の高齢者の生活支援をどのように行うのかという問題も非常に重大ですが、残りの七五％の高齢者をオールド・オールドにならないようにいかに予防していくかという課題も、とても重要なことです。

老化とは多くの生理的な機能が非可逆的に低下し、生体の恒常性が維持できなくなり、死に至る過程と定義されています。老化には老眼のような生理的変化とアルツハイマー病などの病的老化があって、その結果、いろいろな臓器の機能に障害が出てきます。そして生活の機能障害を起こし、自立機能障害を招き、自立ができなくなり死に至ります。自立機能の障害が老化の指標になりますから、老化を防止するために慢性的な身体・精神障害を最小限にくい止め、残された余力を引き出すための方策を考えることが大切です。

高齢者の自立を障害する病態として、急性期の医療を要するものと的確な管理が必要な慢性疾患とがあります。そして、緊急医療を必要とする病態として肺炎、尿路感染症、敗血症、栄養失調、脱水症、誤嚥、消化管出血などがあります。

一方、管理を必要とする慢性疾患として老年期痴呆や脳血管障害、パーキンソン病などがあります。ほかに後期高齢者で問題になる病気として、痴呆、失禁、転倒を主徴とする「老年症候群」があります。さらに高齢者がかかりやすい病気として胃癌が最も多く、肺癌や大腸癌、脳血管障害や心筋梗塞も増加しております。

高齢者医療を考えるうえで、高齢者の特徴として一人で多くの慢性疾患を持っており、個人差が大きく症状が非定型的であること、生体の防御力、特に免疫力が低下していることが挙げられます。そのために病気は治りにくく、癌にもなりやすく感染症にかかりやすい病態を呈しておられます。ほかに重要なこととして、患者さんの予後が単に医療だけでなく、家族構成や住居および介護人の有無など社会的要因によって大きく影響されることです。

イギリスでの高齢者を対象とした調査によれば、高齢者医療の優先順位は第一位が生活機能障害の改善、第二位がＱＯＬ（生活の質）の改善、第三位が介護者の負担軽減でした。イギリスで生まれた老年医学的総合機能評価法とは、患者の日常生活機能、精神機能、社会的状況を総合的に評価し効果的な治療方針を立てるということで、今後わが国でも臨床応用されていく手法と思われます。

では二一世紀の高齢者医療はどうあるべきでしょうか？　それは次に述べる四点に集約されると考えられています。第一は延命医療のみの医療からＱＯＬを重視した高齢者医療への移行で、第二は臓器治療から全人的な包括医療への移行。そして第三はＥＢＭ（根拠に基づいた医療）を重要視した高齢者医療で、第四は治療のみから予防医学を重視した高齢者医療を行うことです。

介護保険法が施行され四年以上が経過し、医療面において医療機関の機能分化や医療の効率化が進んでいます。今後は、「かかりつけ医」には風邪などコモンディジーズの治療、在宅医療の実践、慢性疾患の管理が主体になっていくと思われます。一方、病院では高度先進医療を行う大学病院をはじめとする特定機能病院と、残りの多くの病院が急性期の治療型病院と慢性期の療養型病院に機能分化と役割分担されていくと思われます。どこの地域にも中核病院があり、行政や医師会が協力し合って、連携システムを構築し、チーム医療の体制を整備し、高齢者に対する在宅医療を行うことになるでしょう。

最後に、単なる診断名と治療方針の羅列だけで終わらせず、治療が不可能な場合や症状固定後の状況も念頭に置いて、患者さんの日常生活自立度、精神機能や社会的状況を総合的に評価し、効果的な医療とケアを提供することが求められています。QOLの向上や維持ができなければ、真の意味の高齢者医療とはいえないのではないでしょうか。

（中尾正俊）

人生の　終わりの時期に　尊厳を保つことこそ　真の医の道

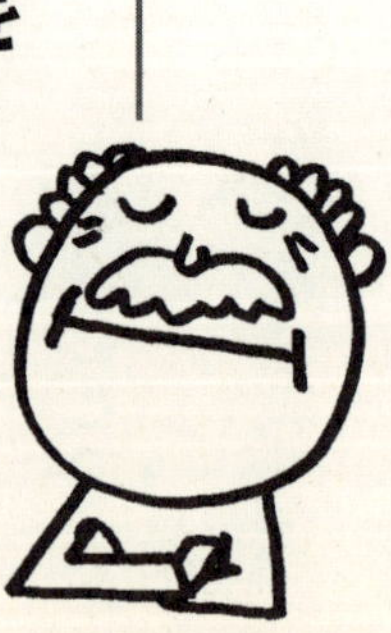

⑦ 予防医学について

Q

医療関係者・保険者・被保険者（患者）が一体となり、禁煙や食事、運動などの「健康づくり・疾病予防」に取り組むことは大切です。しかし、行政主導の「健康日本21」のようなプログラムは今ひとつ具体的でないと思いますが、いかがでしょうか。

（六七歳・男性ほか多数）

A

急増する生活習慣病に対して、運動・栄養・休養からの生活習慣の見直しは、一次予防、二次予防、三次予防に不可欠なものになっています。こうした中、平成十四年十一月の高円宮殿下、次いで福知山、名古屋マラソンでの心臓突然死のニュースは、中高年のスポーツ時の安全管理と心臓突然死発生時のＡＥＤ（自動体外式除細動器）の重要性がクローズアップされ、社会的に認知される事件となりました。

こうした事件から、健康診断で高脂血症、高血圧、糖尿病、肥満などを指摘された場合、専門職による適切な指導なしに、個人が自己判断で生活習慣病予防に取り組むことには、安全面からも限界があります。

国の健康政策を振り返ってみますと、昭和五三年の第一次国民健康づくり対策として、生涯を通じた健康づくりの推進を図るために、都道府県単位に中核施設として健康増進施設が整備され、次いで市町村保健センターが整備されました。

昭和六三年からの第二次国民健康づくり対策としては、運動習慣の普及に重点を置き、民間フィットネスクラブを含めた健康増進認定施設の推進が行われました。そして、平成十二年からは第三次国民健康づくり対策として、二一世紀の健康寿命の延伸のため「健康日本21」、次いで「健康増進法」が制定され、現在に至っています。

しかしながら、生活習慣病の予防・改善に必要な生活習慣指導の現場においては、心臓突然死、心筋梗塞、脳卒中の危険因子を有した対象者も多く見られます。市町村の保健センターや民間のフィットネスクラブに対して、安全面を配慮し、かつ具体的な生活習慣見直しのプログラム指導を行う中核センターとして、かつての全国健康増進施設の重要性が再認識されるものと考えています。

（河村剛史）

Q 常に健康管理に留意されていたり、非喫煙者の方でも、癌にかかって闘病されているケースをよく見受けます。なぜでしょうか？

（五四歳・女性）

A 喫煙を筆頭に外部の因子で癌にかかることは、もちろんありますが、それと同時に、内的な因子、すなわち生まれついての遺伝子に癌にかかりやすい要素があることもあります。ですから、いくら摂生をしていても、運悪く癌にかかってしまうこともあります。

（木戸友幸）

Q 今の若い世代の食生活には、大いに問題があると思います。医学的に説得力のあるアドバイスを教えてください。（六三歳・男性）

A

三六億年前に地球上に誕生した地球生命体は、生命の存続を目的とした維持機構が備わっています。それが自然治癒力であり、再生・免疫・倹約遺伝子がその役割を果たしています。

一九六二年、遺伝学者ニールが飢餓に対する遺伝子があるとの考えを発表しました。それは飢餓に耐えうるようにエネルギーを効率よく蓄積するための遺伝子で、倹約遺伝子と呼ばれています。しかし、地球生命体は飽食の時代を予期しておりませんでした。ですから、生活習慣病の根源である肥満症は、社会環境や生活様式の変化に伴い、倹約遺伝子が逆に体内への過剰な脂肪蓄積を引き起こしたのが原因であるといえます。

第二次世界大戦後、人間を取り巻く社会環境は大きく変わり、特に自動車社会の到来により日常の歩行習慣が少なくなり、身体的活動量の減少によるエネルギー消費量が減少しました。さらに、経済成長とともに食生活も改善し、低エネルギー時代から飽食によるエネルギー摂取過剰の時代を迎えています。

生活習慣病はこうした社会環境の中で、人間個人の遺伝的素因と生活様式の変化によって必然的に起こる多因子疾患といわれています。特に先進国では、過去半世紀の間に農業の機械化が進み、過剰生産された穀類を牧草の代わりに家畜に与えるようになりました。このとき、肉質をよくするために脱脂した粕を家畜に与えたために、副産物として大量の食用植物油が生じ、その結果、先進国では食肉と植物油の摂取量が著明に増加しました。そして、総エネルギーに占める脂肪の割合が増えるにつれて、虚血性心疾患や脳梗塞などの血管梗塞性疾患、癌、糖尿病、アレルギー性疾患が増加したと考えられます。

日本では、戦後の高度経済成長とあいまって、日本人の食生活は古来の和食の特徴であった低脂肪食から、欧米流の高脂肪食へ急速に変容しています。これは、もう止めることのできない社会現象です。アジア各国においても、経済力の向上につれて先進国と同様の傾向が見られ、都市化問題として国際的な問題となっています。

なお、当兵庫県立健康センターでの食の見直し指導は「元気ですこやかだ」、すなわち「げん（玄米）・き（キノコ）・で（芋）・す（酢の物）・こ（昆布）・や（野菜）・か（カルシウム）・だ（大豆）」を基本メニューとして、食の意識革命を求めています。

（河村剛史）

Q

平成十五年五月一日より「健康増進法」が施行されましたが、私たちはどう取り組むべきでしょうか？　誰にでもできることはありますか？

（四三歳・男性）

A

健康増進法は、「わが国における急速な高齢化の進展および疾病構造の変化に伴い、国民の栄養の改善その他の国民の健康の増進を図ること」を目的に制定されました。国民にも健康の増進に努めなければならないという責務を定めております。

この法律に出てくる、「健康の増進を推し進める健康増進事業事業者」とは、国民健康保険法、学校保健法、労働安全衛生法、老人保健法などの規定による健康増進事業を行う自治体、組合などが挙げられます。

健康増進事業事業者は国の基本方針に基づき、都道府県健康増進計画、次いで市町村健康増進計画を作成し、それらの計画を達成しなければなりません。ですが現実には、誰を主体に行うかの責任体制が不明確で、保健指導面での栄養改善のみが前面に出た法律になっています。

健康増進法施行の実効果として、受動的喫煙の防止で公共施設、交通機関などの喫煙の全面禁止が広がってきています。生活習慣病予防にはまず禁煙といわれるように、今回の健康増進法が別名「禁煙法」といわれたとしても、大きな進歩と考えられます。

ご質問の「誰にでもできること」は、年一回は健康診断を受け、自らの身体の状態を知ることです。そして体重や体脂肪率などの目標値を定め、一年間、運動・栄養面での改善点を実践して、どのように身体が変化するかを知ることが、「健康は自らを知る　生きる喜び」の境地に達することだと思います。

（河村剛史）

普段から　自分の体を　守るため
たえず学ぼう　医学知識を

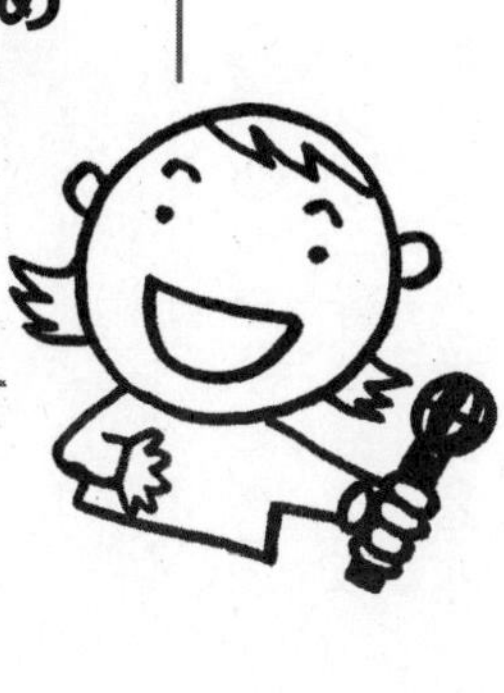

Q 八〇歳を超えて、心身ともにさわやかに生きるための条件や、心得などを教えてください。（八〇歳・男性）

A

人間は一生健康でありたいと誰でも願っています。それには、いつも明るく、前向きに行動することです。アメリカ南部の詩人であったサミュエル・ウルマンが詠んだ『青春の詩』がありますが、その中でウルマンは「青春とは人生のある時期をさすのではなく、心の持ち方をいう。二〇歳の青年にも八〇歳の老人もいれば、八〇歳の老人にも二〇歳の青年がいる。年齢を重ねると皮膚にしわも寄るが、心が萎んだとき初めて老いる」と詠んでいます。

この詩はかつて戦後駐留軍の最高司令官だったダグラス・マッカーサー元帥が自室の壁に掲げて、自らを励ましていたといわれています。

八〇歳の方の健康維持は、それまでの生活の延長といってよいのですが、次の十二項目を念頭において、さわやかな毎日を送ってください。

①定期的に医師の診察を受けること
②水分の補給を十分にすること（一日二リットル）

③睡眠を十分にとること
④風邪をひかないこと
⑤基礎体力をつけるためには決してあせらない
⑥日常生活を規則正しく行う
⑦朝夕にストレッチ体操をして、運動は毎日三〇分歩くこと
⑧絶対に禁煙すること
⑨日本食をよく噛んで食べ、食後はゆっくりすること
⑩アルコールは適度にとる
⑪できるだけ人に接して話をすること
⑫けがをしないようにすること

（高階經和）

高階先生に引き続き、私、河村からもお答えいたします。九五歳の女優・演出家である長岡輝子さんの姿を拝見し、その著書『老いてなお、こころ愉しく美しく』のとおり、また、テレビやラジオにて宮沢賢治の「雨ニモマケズ」の岩手弁の朗読を聞き、人生の究極の輝きを感じ、かくありたいと思いを新たにした次第です。この健康の秘

訣は、女優という職業柄、常に姿勢に気をつけておられることで直立不動の姿勢を維持できることが、腹の底からの深みのある声が出せるものと思われます。

また八四歳の女優、森光子さんは、平成十一年十二月に「放浪記」の一五〇〇回公演を達成し、同一俳優の最多公演記録を更新中です。舞台では今日も「デングリ返し」をするのか、焼き芋を一本食べるのかが観衆の注目の的になっています。この驚異的な体力維持の裏には、毎日朝にエアロバイク（六分半）、夜入浴後にストレッチ体操、スクワット（相撲の蹲踞《そんきょ》）を噂では一五〇回行っている筋力維持の努力の賜物で、まさに役者魂といえるでしょう。

人生八〇年時代を生きる世代に必要なのは、生きがいを見つける努力よりも先に、八〇歳にして二本足でまっすぐに立ち、好きなときにどこでも行ける「自立自尊」の生き方を夢みて、姿勢を正す筋肉を今から鍛えておく心がけが求められます。

さて、人間は立って死ぬことができるでしょうか？　これは歴史上の人物として名高い武蔵坊弁慶の最期の姿です。文治五年（一一八九年）に、衣川の館で追い詰められた源義経を守るべくお堂の前に仁王立ちになり、次々と放たれる矢を身に受けながら押し寄せる敵をにらみつけ、敵を寄せつけなかった修羅の姿です。医学的には立って死ぬことは不可能ですが、こうした物語が生まれた背景には人間としての「尊厳のある死に方」への願望が込められているように思います。

自然界においては、立ち上がれないことは「死」を意味します。人間は生まれてから立ち上がれるまで親の助けが必要です。そして、二本足で立つには多くの姿勢起立筋の協調運動の日常訓練が必要です。いかなる病気になっても立ち上がる努力を怠ってはいけません。たとえ要介護者になっても本人に立ち上がる執念がなければ、介護は「死に向かう道」であり、「生に向かう道」にはならないのです。

私は死の時を悟ったとき、渾身の力を振り絞って立ち上がり、「ありがとう」と叫んで死にたいと願って、毎日、脊椎ストレッチウォーキングを実践しています。

（河村剛史）

⑧ 代替医療について

Q

例えば「背骨の歪みは内臓疾患の原因になる」とわかっていても、内科と整形外科では別々の治療を施します。ヨーガなどの東洋医療を取り入れ、現行の西洋医療との相互乗り入れでスムーズに治療を行うのは不可なのでしょうか？　また、代替医療全般について、ご意見をお教えください。

（六七歳・男性ほか）

A

代替医療とは、通常の診療所や病院で行わない医療のことをさします。具体的にはビタミン微量元素等のサプリメント、薬効食品、健康補助食品、ハーブ療法、アロマテラピー、中国医学（中薬療法、鍼灸、指圧、気功）、インド医学、免疫療法、精神療法、温泉療法、酸素療法など多数あります。

代替療法への関心は近年急速に高まり、科学的に調査・評価することが求められています。

（梅田幸久）

Q

「プロテインシステムチップ」について教えてください。ナノテクノロジーとバイオテクノロジーの融合によりたんぱく質の検索が可能になることで、予防医療に画期的な進展をもたらすと聞いたのですが、具体的にはいかがでしょうか？　（八二歳・男性）

A

約三～四万個の遺伝子によっておよそ十万種類のたんぱく質がつくられ、ヒトの生命活動が営まれています。現在はヒトの遺伝子解読がほぼ終了し、今後はたんぱく質の働きを解析する「ポストゲノム研究」が本格化することが予想されます。

「プロテインシステムチップ」とは、たんぱく質の変化を効率的に判別する目的で最近開発された手法で、チップの作成にはマイクロマシン技術やナノコーティング技術といった、最先端の技術が応用されています。プロテインシステムチップの開発により、従来のクロマトグラフィーという手法に比べて、短時間に多くのたんぱく質の変化を測定することが可能になりました。これにより、疾患に伴って生じるたんぱく質の変化を早期に判別できれば、的確な病気の診断や病気の予防に大きく貢献することが期待されています。

（鈴木利一）

⑨ 治療について

Q 薬剤費の支払いが高額になり負担が大きいとき、類似薬があれば、新薬をほかの安価な薬剤に切り替えてもらうことはできますか?

（六三歳・男性）

A 一般に、医薬品の開発には二〇年余りの歳月と一〇〇億円規模の研究開発費がかかるといわれており、これらの新薬開発を保護・促進する観点から一定の期間、特許として、あるいは新薬として発売後の安全性評価期間は同種同効の後発品の発売は認められていませんが、こうした期間を過ぎれば安価な後発品が発売・登場してきます。

欧米では、医薬品の販売規模にもよりますが、特許期間が過ぎると多くの後発品が登場し、新薬であった先発品の三〇%程度がこれらの後発品に置き換わります。日本では、今まで後発品の品質が低かったり後発品メーカーの規模が小さいこと、後発品の安全性保証体制が確立していないこと、新薬に対する安心感などから、先発品の特許が切れても数%程度しか後発品に置き換わることがありませんでした。

しかし、平成十四年度から厚生労働省は、医療費抑制策の一環として後発品の促進策を打ち出しています。特に、今まで新薬の処方傾向が強かった大学病院や国立病院で後発品の採用を義務づけたり、後発品処方での保険点数を加味したりしています。これらの後発品の価格は新薬の五〇～八〇％の薬価がついており、医療費の自己負担率が高くなるにつれて、薬剤費の負担の大きさも目立つようになってきています。

一般に、これらの後発品の品質管理も新薬に匹敵するようになってきつつあり、今後は行政による後発品促進策もあって、後発品の割合は一〇％を超えるのではないかと思われます。こうした背景から、医療機関でも経営上への考慮も相まって後発品を採用する施設が増えてくると思われ、患者さんがこれらの安価な後発品の処方を医師へ申し出ることは可能であり、実際、処方されることが多くなってきます。ただ現在、多くの医療機関では院外の調剤薬局で薬を受け取ることになっていますから、調剤薬局でどの程度の後発品を備えているかが今後の課題だと思います。

（日比野俊彦）

Q

癌の治療で、放射線や抗癌剤による治療で完結しない場合、モルヒネによる鎮痛剤の治療だけでも、病院は受け入れてくれるのでしょうか？

（六七歳・男性）

A

積極的な根治を目指した放射線治療や抗癌剤治療が限界となった場合、病院は症状をやわらげてくれるのか？　最期まで診てくれるのか？　というご質問と解してお答えします。

この時期は、痛みが症状の中心であることは確かですが、呼吸困難感、食欲不振、吐き気、嘔吐などさまざまな症状が出る場合があります。外来中心であれば、ほとんどの治療をそれまで担当してきた病院が対応してくれるでしょう。ただし、癌の終末期における症状緩和の方法に詳しいかどうかは、医師によってまちまちです。また、昨今の在院日数短縮を至上命令としてしまっている急性期一般病院では、こと入院となると長期は難しいところも多いようです。

ホスピス・緩和ケア病棟を持っている病院なら、癌の終末期医療を担当している医師がいるわけですから、ご質問の状況でも対応してくれるでしょう。ただし、詳しい病状の情報が必要です。痛いからモルヒネというのでは、上手く痛みを緩和していくことはできません。モルヒネにも苦手な痛みがあり、痛みの万能薬ではありません。痛みの原因がわからないと有効な鎮痛処置はできないのです。

ですから、これまでの治療経過、最近の検査データ（CT検査、レントゲン写真、血液検査データなど病状を説明する資料）を、現在治療を受けている病院の主治医に準備してもらうのがよいでしょう。ホスピス・緩和ケア病棟を持っている病院なら、癌がたとえ治らなくとも外来対応はもちろん、入院対応も行っています。

ホスピス・緩和ケア病棟というと、「最期に死ぬために入る所」と思い違いされている方が多いように思いますが、決してそうではありません。入院して症状が落ち着けば退院して、通院もしくは在宅医療を受けている方もおりますし、何回も入退院を繰り返しながら、もう一つのわが家のようにホスピス・緩和ケア病棟を利用される方もおります。

結論からいいますと、治療を担当してきた病院はできるかぎりの対応はしてくれるでしょうが、最期まで診てくれるかどうか、どこまで診てくれるかどうかは各病院の事情によってさまざまです。病気が治らないとわかったとき、主治医の先生とホスピス・緩和ケア科の受診も相談して話し合われるのがよいでしょう。ホスピス・緩和ケア病棟を持っている病院なら必ず症状緩和の相談にものってくれますし、受け入れてくれるはずです。
ご質問の「モルヒネによる鎮痛剤の治療だけ」がすべてではありませんが、身体症状・精神症状の緩和目的なら、ホスピス・緩和ケア科の受診をお勧めします。ただし、入院基準はそれぞれのホスピス・緩和ケア病棟の事情で異なることはご承知おきください。

（岡田圭司・斎藤隆晴）

名医とは　技術だけでは　計られぬ
人の深さと　癒しの心

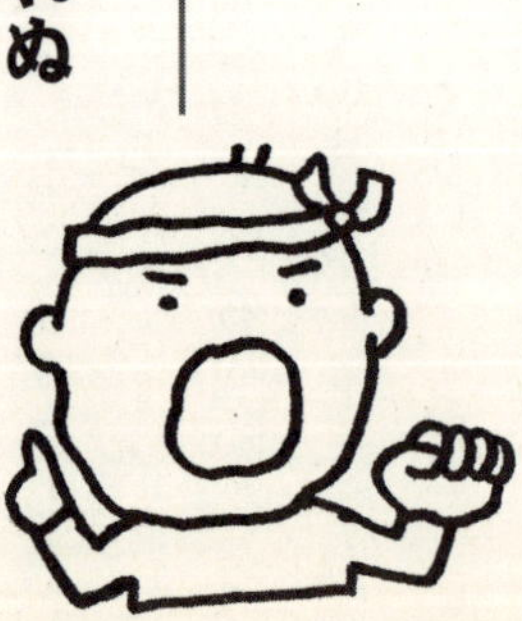

Q

三〇歳代より二度の大手術を経験しております。現在、体のあちこちが痛み出し先行きが不安です。「痛み」とのつき合い方をお教えください。

（六五歳・女性）

A

痛みは多くの場合、体のどこかに問題があることを知らせる警告信号です。ですから痛みをむやみに消し去ることは、問題点を隠してしまうことになり、病気の治療を遅らせる危険があります。

しかし、原因が明らかである痛みは、患者さんにいたずらに苦痛を与えるだけでなく、体の抵抗力を低下させ、より深刻な病態に陥る悪循環の原因ともなります。そのような痛みは早急に取り除くことが必要です。

痛みの辛さは本人にしかわかりませんが、痛みとは極めて主観的なものです。ですから、より強いほかの刺激が与えられると、その痛みを忘れることもあります。慢性の痛みは大変辛いものですが、長くつき合うしかありません。我を忘れて何かに打ち込める趣味のような楽しみを見つけてください。

まず担当医とよく相談し、痛みの原因について説明を受けてください。痛みをとる方法については、ときには専門医を受診することも必要になるかもしれません。現在、痛みの治療は大変進歩しています。痛みの治療を専門に行う診療科は「ペイン・クリニック」と呼ばれ、麻酔医が担当します。決してあきらめずに、あなたの主治医とよく相談することが最も重要であると思います。

（木野昌也）

**人は皆　若い頃から　自らの
生活習慣　守りたいもの**

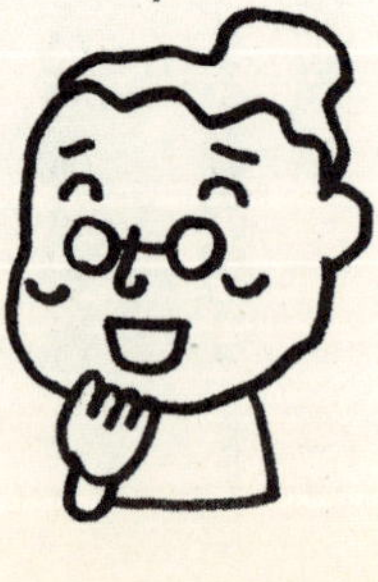

Q

夫が入院し、末期状態になりつつあるころ、家族が毎日付き添いをするように看護師長から求められました。承諾しましたが、完全看護の病院でもこのようなことがあるのでしょうか？　家族は夜中まで付き添うべきなのでしょうか？（五〇歳・女性）

A

一九九四（平成六）年に実施されました医療保険制度改正において、新看護体系が創設されました。その中で、今まで認められていました職業付き添い婦や家族以外の者による看護が廃止されました。ただし、医師が療養上必要と認めた場合に限り、家族の付き添い看護が許可されます。

それぞれの病院の運営理念により異なりますが、付き添い看護の主な目的は患者さんの精神的な援助と安全です。付き添い看護が必要とされる患者さんは主に、乳幼児や大手術の術後、抗癌剤治療のような身体に負担の多い治療を受けている方、そして終末期（死が近づいている状態）で家族の精神的な援助が必要な時期の方々です。

特に終末期の患者さんは死への不安、孤独感、身体に絶えず迫ってくる疼痛の中で、ご自分の人生を締めくくる時期にあり、最も精神的および霊的な援助が必要な方々です。このような方々が、少しでも幸せな死を迎えられるように準備されているのが緩和ケア病棟（ホスピス）です。残念ながら、このような病棟は全国に一一三施設（ベッド数二三五二床、二〇〇三年九月現在）しか用意されていません。これは、ほかの一般病棟よりも多くの医療従事者や設備が必要なためです。そのために多くの終末期を迎える患者さんが一般病棟に入院されています。

病院では、少しでも落ち着いた雰囲気を準備するように個室を利用したりして環境を整えています。このような時期に家族の方が側にいて手を握ってあげたり、体をさすってあげたり、優しい言葉かけをしてくださることは、患者さんにとって大きな心の安らぎになります。

現在は、共働きの家庭が多く、それぞれが忙しく、患者さんに付き添うことは大変なことです。このようなとき、家族全員が協力し合っていくことは、家族の絆をいっそう強めることになります。医師や看護師も、このような家族と協力し合って患者さんの最期を看取ることを最も大切に思っています。

（木下佳代子）

Q

新聞やテレビなどで「癌の新しい治療法」などを見ますが、実際には私の知る病院は従来どおりの治療法です。治療法が違うと、なぜ医療でも生死の結果に違いが生じるのでしょうか？（五六歳・女性）

A

私は癌治療の専門家ではありませんが、癌に限らず治療内容は日進月歩であり、一〇年前の治療法はもはや古くなっているものもあります。したがって、癌治療においても自己免疫治療が行われるようになってから、治療成績にかなりの差が出るようになりました。

特に日本人に多い胃癌などの治療も正確な初期診断がつけられると、その治療成績も一段と飛躍します。胃カメラや、胃ファイバースコープ、ＣＴスキャン、あるいは磁気共鳴断層撮影（ＭＲＩ）などの診断法により、早期発見・早期治療が可能となったのです。また、放射線深部治療も早期の癌には画期的な効果をあげています。

もっとも、これらの治療は専門の大病院に限られていますので、すべての病院でこの治療が行われているわけではなく、したがって医療機関によって差があることはやむをえないと思います。

（高階經和）

Q

近所の歯科医院で歯垢を取ってもらっていますが、「今日は下の歯、明日は上の歯」と分けて行います。なぜ、一日で全部できないのですか？

（四七歳・男性）

A

理論的には、それほど難しい歯科治療ではありませんから、一日ですむはずです。しかし、人によっては困難な場合があるかもしれませんが、問題は歯科医の先生の考え方です。もし、診療報酬を上げるために二日に分けて歯垢を取っているとすれば、それは問題が別だと思います。

（髙階經和）

Q

透析患者で在宅療養の方（単身者）について質問です。糖尿病と高血圧のため食事制限されていますが、本人は一向に気にせず好きなものしか食べず、ヘルパーやマネジャーの指導や助言も受け入れてくれません。病院では実行できても、在宅では実行できないようです。こうした患者さんにはどのように指導したらよいでしょうか？

（五三歳・女性）

A

このような患者さんに、最初から普通の食事療法を指導しても成果は上がらないでしょう。長年の食習慣を急に変えるのは非常に困難です。少しでもできることから制限してもらうことです。

糖尿病では朝・昼・夕の食事はそのままで、まず食後や食間の余分な飲食を少しずつ減らしてもらいます。検査結果でその成果を確認してもらいながら、じっくり時間をかけて指導します。高血圧も急に厳しい塩分制限をしますと、水臭くて食べられませんので、時間をかけて塩分を減らしていきます。必ず味覚が敏感になり、少ない塩分でも水臭くなくなり、制限を続けることができます。

（梅田幸久）

あとがき

ここまでお読みになった感想はいかがでしょうか？　医療問題は非常に複雑です。各講師の先生方から、医師の立場から「日本の医療の現状」についての説明や、患者さんの立場から「いつも相談のできる医師を知っておくこと」の必要性、看護師の立場から「医療の現場に期待すること」、医療人権を守る立場から「開かれた医療の現場に期待するもの」等々、さまざまな意見が出されました。そして現在の医療の現実、医療保険制度の基礎知識、医療保険を民営化させた場合にはどうなるかなど、将来の医療制度改革の予測がなされました。

また、「はじめに」でお話しました「チャーリー・ブラウン」医師の話は、私が一九五九年に経験したことですが、特に今回の講演の中で、日米医学教育の比較について、四十数年にわたってアメリカの大学教授として活躍された中野次郎先生が詳しく触れられたことによって、皆様もきっと日米の医学教育制度の差を明確に知ることができたことと思います。また、このセミナーは従来の医療セミナーには見られなかった充実した内容のものとなったと思っています。

社団法人臨床心臓病学教育研究会　会長　**髙階經和**

医療者の果たす社会的な役割は、人の健康維持あるいは社会復帰のための手助けであり、病気の種類によっては内科的、あるいは外科的なアプローチもときには必要です。また医師や看護師など、医療関係者はすべての患者さんに対して、社会人と社会人という関係で対応しなければなりません。それは、医療とはあくまでも社会に対する貢献であることを忘れてはならないからです。

今、政府が医療改革によって高騰した医療費を収縮させ、そして医療受給者である患者さんへの負担を増やすといった、政治的あるいは経済的な理由だけでその場しのぎの対応を行っているのでは、決して医療問題は解決せず、ますます患者さんが受診を控える傾向が強まってくることでしょう。

確かに医療費には経済的な問題もありますが、健康保険制度を改革しただけでは、医療を根本的に変えることはできません。また、そういった考えが優先されるべきものではないと思っています。

ここで、医学の歩みの中で忘れてはならないのは、「医聖」として有名なギリシャのヒポクラテス（前四六〇～三七六年ごろ）の言葉であります。

『私はすべての力と正しい判断で最善を尽くすことを神に誓います。

私は自分とともに歩む医師たちが、科学的な考え方に基づいて得たものに尊敬を払い、そして喜んでその考え方を次の世代に伝えます。

私はすべての医師たちに治療過誤や、治療無視をしないよう戒めます。

私は医学が科学と同様に芸術として病人に対する温かさ、思いやりや理解が、外科医のメスや医師の薬にも勝るものであることを忘れることはありません』

という誓いです。

この誓いは医師や、医療者であれば必ず一度は耳にしたことがあると思いますが、ヒポクラテスが二四〇〇年前に言った言葉は、西暦二〇〇四年の今日でも通じる医の倫理を説いている言葉だと思います。時代がいかに変わろうとも、医の倫理は変わりません。それは世界の医療において国境はないからです。

さらに後半部では、参加者の皆様からセミナーの開催前に、あらかじめはがきで寄せられた多数の質問を、
（1）病院の選び方
（2）救急医療体制
（3）医療体制全般
（4）医療保険制度（医療費・医療経済）
（5）患者・医師関係

（6）高齢者医療
（7）予防医学
（8）代替医療
（9）治療

の九項目にまとめました。

皆様からいただいたご質問内容にはさまざまなものがありましたが、重複したものも多く、同じ趣旨の質問は一つにまとめ、各質問に対して当社団法人の各理事が回答を行いました。

この講演集と質問の内容は、極めて日常的な質問であり、ライブな内容のものとなりました。そういった意味で、この講演は、読者の皆様には極めて示唆にとんだものになったと思っています。私たちは今後も皆様のご意見をいただき、日本の医療をどうすればよくすることができるかということを、絶えず念頭におき、健康維持を図るとともに、さらに啓発活動を続けていきたいと願っています。

二〇〇四年　春

みんなで考えよう！　ニッポンの医療
市民公開講座ライブレポート

2004年4月10日　初版第1刷発行

［監　修］　髙階經和
　　　　　　社団法人臨床心臓病学教育研究会　編
［発行者］　赤土正幸
［発行所］　株式会社インターメディカ
　　　　　　〒102-0072　東京都千代田区飯田橋 2-14-2
　　　　　　TEL 03-3234-9559
　　　　　　FAX 03-3239-3066
　　　　　　http://www.intermedica.co.jp/
［印　刷］　凸版印刷株式会社

ISBN4-89996-100-6
定価はカバーに表示してあります。

知っていれば、お世話がらくらく！
「コツと工夫」満載でお届けします。

ビデオ 好評発売中！

らくらく 老人介護ビデオシリーズ

安心介護のコツ

【監修】日本赤十字社医療センター看護部
看護部長 森光徳子

【指導】日本赤十字社医療センター
前・看護副部長 金田和子　看護副部長 村上睦子

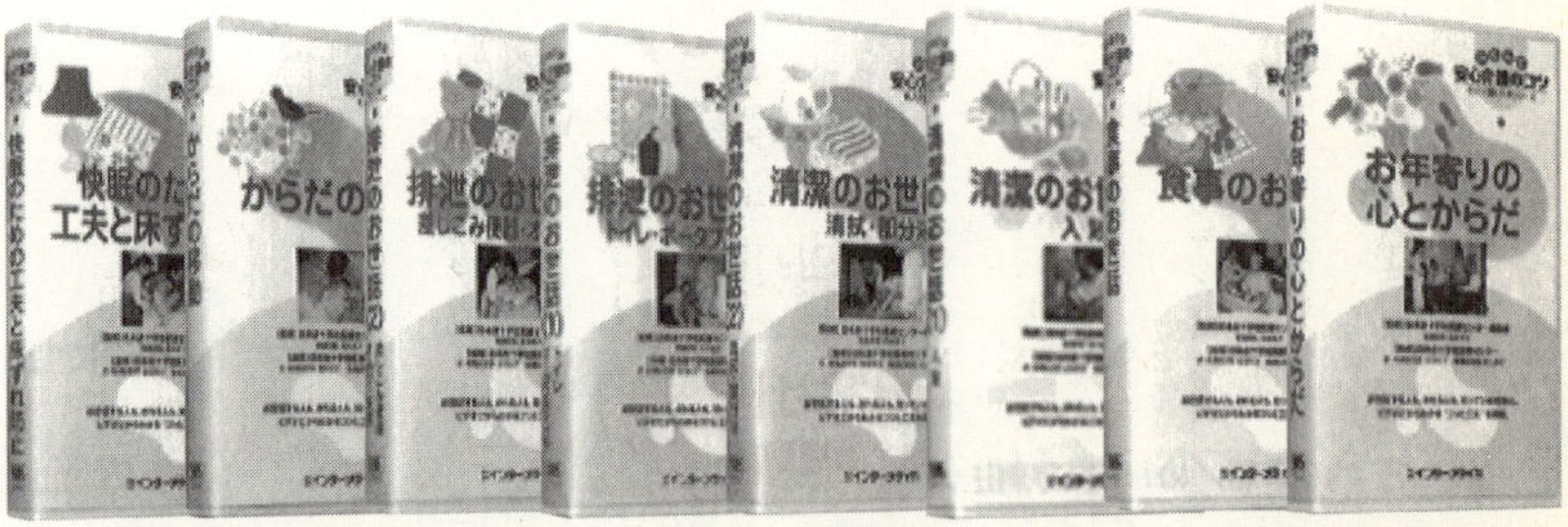

本体価格：各巻10,000円（税別）／全8巻セット特価：72,000円（税別）

【全8巻の構成】
- お年寄りの心とからだ【20分】
- 食事のお世話【25分】
- 清潔のお世話(1) 入浴【20分】
- 清潔のお世話(2) 清拭・部分浴【25分】
- 排泄のお世話(1) トイレ・ポータブルトイレ【20分】
- 排泄のお世話(2) 差しこみ便器・オムツ・失禁【25分】
- からだの移動【25分】
- 快眠のための工夫と床ずれ防止【25分】

【制作・販売】インターメディカ　〒102-0072 東京都千代田区飯田橋2-14-2

●TEL.03-3234-9559　●FAX.03-3239-3066
●http://www.intermedica.co.jp

お問い合わせ・ご注文は無料電話でどうぞ　0120-899-559